项目支持

2021 年宁夏医科大学支持学术著作项目；

2021 年宁夏自然科学基金项目：基于肠道菌群紊乱调节对中医养生功法结合限食疗法治未病技术在糖尿病前期调控中的作用机制研究（2021AAC03132）；

2020 年宁夏医科大学科学研究基金校级重点项目：辟谷术对糖尿病前期干预效果观察及基于肠道菌群调控途径的机制初步研究（XZ2020005）；

2020 年宁夏医科大学科学研究基金资助项目：中医辟谷术对代谢综合征人群血管病变改善作用及机制初探（XM2020014）。

辟谷养生实践

主　审　李保有

主　编　郭建红　王俊磊

全国百佳图书出版单位

中国中医药出版社

·北　京·

图书在版编目（CIP）数据

辟谷养生实践／郭建红，王俊磊主编 . —北京：中国中医药出版社，2022. 5（2025.3重印）

ISBN 978-7-5132-7493-7

Ⅰ.①辟⋯　Ⅱ.①郭⋯②王　Ⅲ.①禁食—养生（中医）—研究　Ⅳ.①R247. 4

中国版本图书馆 CIP 数据核字（2022）第 042812 号

中国中医药出版社出版

北京经济技术开发区科创十三街 31 号院二区 8 号楼
邮政编码　100176
传真　010-64405721
保定市西城胶印有限公司印刷
各地新华书店经销

开本 880×1230　1/32　印张 8.5　彩插 0.5　字数 210 千字
2022 年 5 月第 1 版　2025 年 3 月第 3 次印刷
书号　ISBN 978-7-5132-7493-7

定价　58. 00 元
网址　www. cptcm. com

服 务 热 线　010-64405510
购 书 热 线　010-89535836
维 权 打 假　010-64405753

微信服务号　zgzyycbs
微商城网址　https：//kdt. im/LIdUGr
官方微博　http：//e. weibo. com/cptcm
天猫旗舰店网址　https：//zgzyycbs. tmall. com

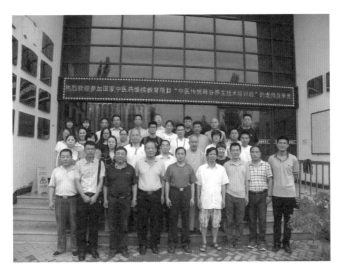

2015 年 8 月，宁夏医科大学中医学院承办的国家级中医药继续教育项目
"中医传统辟谷养生技术培训班"

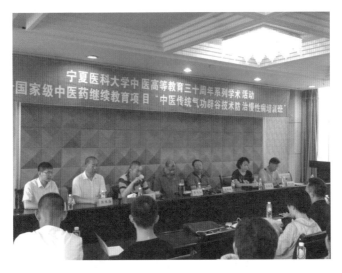

2017 年 8 月，宁夏医科大学中医学院主办的国家级中医药继续教育项目
"中医传统气功辟谷技术防治慢性病培训班"开幕式

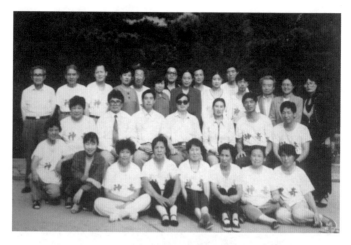

1997 年李保有老师在河北北戴河医疗气功疗养院开展的
"辟谷养生技术培训班"

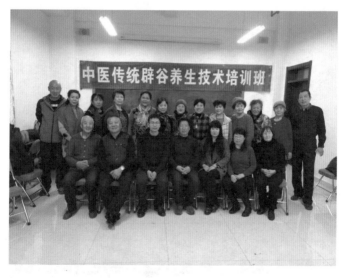

2016 年 12 月，宁夏医科大学中医学院郭建红老师在银川市老年大学举办
"中医传统辟谷养生技术培训班"

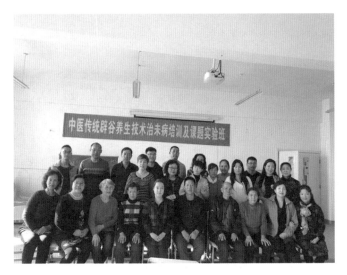

2017 年 11 月，宁夏医科大学中医学院辟谷养生课题组邀请
李保有老师进行辟谷养生课题实验指导

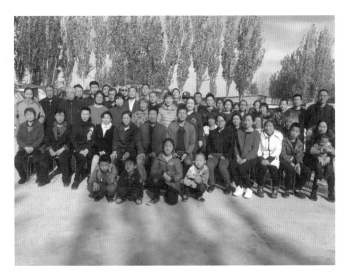

2018 年 4 月，宁夏医科大学郭建红老师在河北省辛集市
举办辟谷养生课题实验班

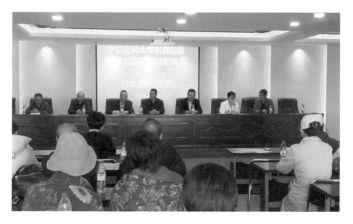

2019 年 10 月，宁夏医科大学附属回医中医医院银川医院主办首期
"中医养生治未病班"

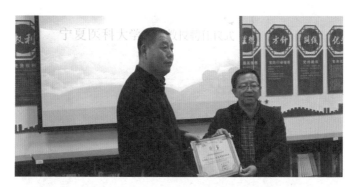

2019 年 11 月，李保有（右）被宁夏医科大学聘任为名誉教授，
牛阳副书记（左）为李保有颁发证书

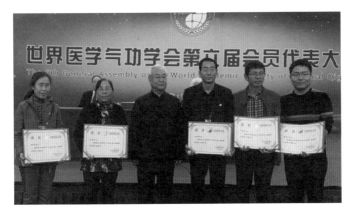

2019 年 11 月，郭建红老师（右二）当选为世界医学气功学会常务理事

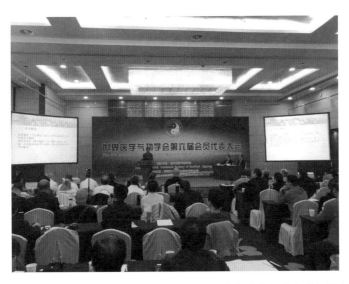

2019 年 11 月，郭建红老师在世界医学气功学会学术年会上进行题为
"中医辟谷技术治疗妇女月经不调及不孕症典型案例"大会发言

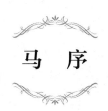

马 序

  辟谷是一种传统的养生保健方法，与传统中医文化有着不解之缘。长沙马王堆出土的汉帛医书《却谷食气》篇对辟谷就有记载，说明至少在汉代之前辟谷就已经成为养生术。中医名家孙思邈、陶弘景等对辟谷养生也有论述。《南史·隐逸传》中记载："道家名医陶弘景善辟谷导引之法，自隐处四十许年，年逾八十而有壮容。"

  辟谷养生并不是单纯地不吃饭，而是通过特殊的养生功法，吸收大自然精华之清气，锻炼意志，磨炼心智，疏通经脉，在短期内加快人体的新陈代谢，促进脂肪分解，清除人体内的代谢废物和垃圾，调整脏腑功能，达到阴阳平衡、标本兼治的目的。辟谷养生运用中医经络原理，疏通人体经脉及络脉，激发人体特殊的能量通道，采自然精华之气吸入体内，使人体顺应自然，融入自然，意识形态也会进入一种自然状态，即进入不饥不渴的辟谷状态。在这种特殊的生理状态作用下，人体潜能得以激发，自然能量得以调动，人体生理功能和脏腑功能得以强力、持久地调治，同时机体快速分解运化体内多余的脂肪，体重迅速下降，能量摄入量与消耗量处于新的动态平衡。辟谷期间，因人体吸收了自然精华的能量，调动了机体潜能来维持人体正常的生理功能，故精力充沛，无痛苦，是健康减肥、养生、美容的首选方法。

现代社会人们的生活方式发生了很大变化，总体摄入多、排出少，能量代谢严重失衡，各种代谢疾病随之而来。人体代谢不好，就会导致糖尿病、高血压、高脂血症、痛风等疾病。辟谷在不进食物的状态下能够让肠胃得到充分休息，清除宿便和毒素，从而达到养生和调理的目的。辟谷状态下，由于身心放松，人体细胞处于"缺食吸气"的状态，使人体与自然之气相通，从而加速了细胞与外界物质和能量的交换，促进了人体的新陈代谢，使人体能够充分汲取大自然的真气（能量），使潜能得以开发，智慧得以开启，充分调动人体的潜能和自然能量来维持正常的生理活动。在此状态下，大脑始终处在一种全新的自动状态，体能和潜力得到充分调节和发挥，身体负荷减轻，气血得到最充分地运用和发挥，脑细胞的功用得到充分更新和延长。由于辟谷去掉了多余的脂肪和毒素，从而使体内得到了全面清洁，肠胃得到了调节和休养，进而使心灵得以澄清和升华，性情得以陶冶和悦，视野开阔，了悟人生。

为了让更多的人了解并掌握辟谷养生的要领，宁夏医科大学中医学院郭建红博士多次举办辟谷养生培训班，很多学员从中受益。正确的辟谷一般不会有饥饿感，但盲目辟谷不但效果不显还很痛苦。有人在家自行断食，不知道吸入能量的通道和机关，也不会运用方法补充能量，造成机体能量失衡，出现乏力、头昏眼花等症状，不仅无法长期坚持，而且还会造成生理功能紊乱而致病。正确的辟谷养生是通过特殊的训练方法打通人体与自然的通道，汲取自然的精华能量，增补人体元气和气血，以及各种微量元素，从而维持人体生命所需要的能量，全面调节人体生理功能和病理状态，获得健康人生。

希望《辟谷养生实践》的出版，使更多的人了解、认识并掌握辟谷养生的理念和方法，也使广大辟谷爱好者通过这本书，做到正确辟谷，科学养生。

宁夏医科大学中医学院常务副院长　马惠昇
2022 年 2 月于银川

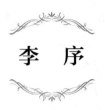

李 序

　　人想得多了就会累，就会失眠，就会失去已有的快乐与轻松，所以先冒昧地借清华大学著名教授王洪亮一段经典的话作为引语："人静时，躺下来仔细想想，人活着真不容易，明知以后会死，还要努力地活着，人活一辈子到底是为什么？复杂的社会，看不透的人心，放不下的牵挂，经历不完的酸甜苦辣，走不完的坎坷，越不过的无奈，忘不了的昨天，忙不完的今天，想不到的明天，最后不知道会消失在哪一天，这就是人生。所以再忙再累别忘了心疼自己，一定要记得好好照顾自己！人生如天气，可预料，但往往出乎意料。不管是阳光灿烂，还是聚散无常，一份好心情，是人生唯一不能被剥夺的财富。把握好每天的生活，照顾好独一无二的身体，就是最好的珍惜。得之坦然，失之泰然，随性而往，随遇而安，一切随缘，是最豁达而明智的人生态度。"

　　多好的一段话，是人就会有优缺点，所以人与人之间要学会相互赞美优点，彼此包容缺点，才能够和谐共处。人与人如此，人与自己的脏器之间也是如此，人与大自然之间更是如此，人与微生物之间仍然如此，这就是我理解的道——平衡之道。

对年龄大的人来说，你老了，仍然能够保持健康的体魄，能够到处旅游，能够不需要时时和医生打交道，能够随意品尝美食，能够时不时打上一段太极拳、跳上一段交谊舞，自己能够照顾并且解决生活问题，你就是成功人士。逢年过节你给孩子最好的礼物就是你自己的健康，因为你没有拖累孩子。对中年人来说，上有老，下有小，自身正处于事业的黄金期，因此一个身心俱佳的状态才是最理想的状态。同样对于年轻人也是如此，年轻不代表就一定会安然无恙，"压力大，过劳死"时时见诸报端，所以年轻人的健康问题同样不容忽视。因此说健康第一，其他都在其后。不管哪个年龄段，没有健康，所有的一切都变成了"虚无"。

基于此，请善待自己，让我们因为这本书结一个缘，一个健康缘。

黄金有价，知识无价，知识的价值在于使用而不在于占有。基于此，我们把几十年研究和实践的些许心得实录整理出来，让辟谷这种既古老又神秘的方法公之于众，以达到抛砖引玉的目的，以期古为今用，使习者达到"身心健康，活得自在"之目标。

诸君当知，辟谷的确可以调理很多疑难杂症，可是世上所有的东西都是双刃剑，用好了、用对了，利人利己；用得不对，必遭反噬。所以请读者务必不要盲目自行操作，如果真的有兴趣，一定要找有经验的老师指导才能实际体验，以免出现危险，切记切记！

丹麦马里博 Li baoyou 中医中心主任、
宁夏医科大学名誉教授　李保有
2022 年 2 月于山东

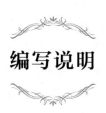

编写说明

　　辟谷在中国有悠久的历史，早在《列子·黄帝》中就有记载："山上有神人焉，吸风饮露，不食五谷。"与韩信、萧何并称汉初三杰的张良，曾弃官辟谷。《史记·留侯世家》记载："（张良）愿弃人间事，欲从赤松子游耳。乃学辟谷，道引轻身。"《三国志·方技传》记载："余（曹植）尝试郤俭绝谷百日，躬与之寝处，行步起居自若也。夫人不食七日则死，而俭乃如是，然不必益寿，可以疗疾而不惮饥馑焉！"长沙马王堆出土的汉帛医书《去（却）谷食气》篇对辟谷养生术有简短的记载，说明至少在汉代之前辟谷就已经成为中医养生术。辟谷本是道家术语，是道家对在修炼过程中出现的饮食减少甚至一定时间内断绝食物现象的称谓，属于道家修炼的一个阶段。由于辟谷的养生价值突出，其应用受到历代中医名家的重视。例如，孙思邈在《千金翼方》卷十三中，整卷记载辟谷方54首，并专列服水辟谷一节。陶弘景著有《断谷秘方》及《服气导引》各一卷，内有较多辟谷养生内容，可惜这两本书均已散佚。《南史·隐逸传》中记载："道家名医陶弘景善辟谷导引之法，自隐处四十许年，年逾八十而有壮容。"

　　著名丹麦华人中医专家、丹麦 Li Baoyou 中医中心主任、宁夏医科大学名誉教授李保有教授，20世纪80年代在师传道医养生功法的基础上开发出中医传统辟谷养生技术，并于20世纪80年代、90年代在江苏镇江、河北北戴河等地传授中医辟谷养生技术，治疗无数疑难杂症，取得了极好的治疗效果与社会效应。2000年李保有教授因出国发展而暂时停止了在国内的辟谷养生技术传授。进入21世纪，辟谷养生技术的养生长寿与治疗价值受到社会与学者的普遍关注，为此我们与李保有教授的徒弟俞海虹老师取得联系，进行辟谷治未病课题研究，先后开展20余期辟谷养生治未病技术培训班活动，并有幸主持国家中医药管理局2015年国家级中医药继续教育项目"中医传统辟谷养生技术培训班（2015461201004）"和2017年国家级中医药继续教育项目"中医气功辟谷技术防治慢性病培训班（Z20173002001）"，且在宁夏医科大学附属回医中医医院银川医院治未病中心常规开展辟谷治未病活动。

实践证明，辟谷确对各类慢性病有极好的预防与治疗作用，且可起到养生长寿的作用。在进行课题研究与辟谷养生技术教授过程中，我们深深认识到中国传统文化的深奥以及中国古人的伟大智慧。西方研究者在20世纪初期就已经发现了限食疗法的临床价值，开展了大量理论与实践研究，并已将其应用于临床治疗。国内有学者学习西方限食疗法，并开展临床限食治疗。辟谷以养生功法练习为前提，重在培育人体元气，与单纯的限食疗法相比，辟谷条件下的限食安全且效果更好，辟谷者不会出现头晕、乏力，甚至身体虚脱等单纯限食疗法可能出现的身体不适，相反会感觉身轻体健，精力充沛。我们的先辈在遥远的古代就发明了辟谷这种特殊的限食方法，并将其应用于养生长寿，证明了中国古人的伟大智慧。辟谷技术比西方的限食疗法早了几千年，且更加安全有效。目前，国内学者已对中医辟谷养生技术展开了大量理论研究，对辟谷技术的文献记载进行了考证与梳理，认为辟谷对糖尿病、肥胖、心脑血管疾病具有极好的防治效果，并可防止衰老，提高人体免疫力，预防各类疾病的发生。2017 年 6 月首届国际辟谷养生学术研讨会在北京中医药大学召开，会议由北京中医药大学养生学研究所所长刘长喜主持，北京中医药大学校长徐安龙等诸多国内外著名专家学者参加了本次学术研讨会并做了大会发言，与会者一致高度评价了辟谷的治未病价值。

近 30 年来，我国居民的膳食结构发生了明显转变，膳食摄入更倾向于高能量、高脂肪、高蛋白质。然而大量研究表明，膳食与慢性病的关系密切，高血压、高血糖、超重以及高胆固醇都与食物摄入过多有关。目前，以心脑血管疾病为代表的慢性病发病率逐年上升，已成为我国乃至世界重要的公共卫生问题。我国以专科诊疗为主导的卫生服务体系已不能满足慢性病综合防控的需求，为此《中医药发展战略规划纲要（2016—2030 年）》《中医药健康服务发展规划（2015—2020 年）》都反复强调要不断创新中医药健康服务技术手段。辟谷在防治慢性病中的作用受到越来越多学者的重视，《健康报》《中国中医药报》《检察日报》等媒体均发表文章肯定辟谷在防治慢性病中的价值，并提出规范发展辟谷养生事业，社会辟谷机构也大量兴起。值得注意的是，由于该项工作刚刚起步，市场方面存在诸多不规范现象。据网络搜索，目前国内已有辟谷养生机构20 余家，但水平良莠不齐，《新京报》《检察日报》、光明网等诸多报纸、网络对辟谷不规范情况进行了报道，至此社会关注度不断提高，但支持与反对的声音各半，也有学者质疑其科学性和治疗价值。目前，辟谷防治慢性病的理论研究和专著尚属空白，学者和社会对辟谷养生缺乏认知，不能正确认识这一中医传统养生技术在防治慢性病中的价值，这也是造成辟谷市场发展混乱的重要原因。

本书旨在为广大慢性病患者提供科学的辟谷治未病实践指导，使其全面了解辟谷的理论体系。辟谷养生是符合国家慢病防治需求的中医药健康服务技术手段，能够为广大慢性病患者提供康复治疗的全新方案，为广大健康的养生爱好者带来有效的养生长寿方法。希望本书的出版能够为正在与身心疾患斗争的千千万万慢性病患者带来福音，正确掌握辟谷养生方法，借此早日康复。

本书是在 2020 年出版的《中医辟谷养生技术》基础上增加了最新的辟谷理论研究成果，以及有 40 余年辟谷经验的李保有教授的经验分享。希望看过本书之后，读者能从基本的心态调节和养生功法练习开始，长久坚持，相信你的身心一定会得到彻底的改变，并为以后系统地进行辟谷实践做好身心准备。

本书编写分工：第一章至第三章由郭建红、燕晓雯编写；第四章由郭建红、燕晓雯、王俊磊、郭红霞、张燕茹、杨文、闫慧丽、刘丁铭、张美美、虎俊瑞、司燕化编写；第五章由郭建红、叶梦怡、李磊、陈静、王晓翠、李亚荣、周彤、杨楠、黄辰编写；第六章至第十章由郭建红、燕晓雯编写。第十一、十二章由郭建红、燕晓雯、王俊磊、华春雷、叶梦怡编写。郭建红对本书进行了整体校对，李保有教授对本书全稿进行了最终校对。感谢本书专家指导委员会对整本书稿的审阅及编写建议，感谢李保有教授提供的辟谷养生功法、辟谷及养生功法练习指导及经验分享，俞海虹老师为本书的编写提供了很多材料，在此一并表示感谢。感谢贺业涛先生组织收集整理辟谷者感受文章，感谢各位辟谷者撰写真实的辟谷感受。

郭建红

2022 年 2 月 20 日

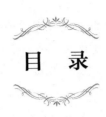

目　录

第一章　绪论 ································· 001

　第一节　辟谷养生概述 ························· 001

　　一、气与生命能量的关系 ····················· 001

　　二、辟谷的含义 ··························· 011

　　三、辟谷与限食 ··························· 014

　　四、辟谷与养生功法练习 ····················· 017

　第二节　辟谷现代研究 ························· 019

第二章　辟谷溯源 ····························· 025

　第一节　道家医学文献记载 ····················· 025

　第二节　中医文献记载 ························· 028

　　一、中药功效 ···························· 029

　　二、辟谷方药 ···························· 032

　　三、服气辟谷 ···························· 036

　第三节　辟谷记载 ··························· 038

　　一、张良辟谷 ···························· 038

　　二、邰俭辟谷 ···························· 039

　　三、李叔同辟谷21天 ······················· 041

　　四、其他记载 ···························· 043

第三章　养生功法基础知识 …………………… 045

第一节　养生功法基本理论知识 …………… 045
一、养生功法概念及特点 ………………… 045
二、主要功法流派概述 …………………… 050
三、养生功法的特点 ……………………… 053

第二节　养生功法练习方法与练习反应 …… 055
一、养生功法练习方法 …………………… 055
二、练功反应 ……………………………… 068

第三节　养生功法练习指导 ………………… 074
一、静功练习的诀窍——意守、耐心与坚持 … 074
二、真人之息以踵 ………………………… 076
三、如何腹式呼吸 ………………………… 079

第四章　养生功法练习与生活 ………………… 083
一、生活中如何修心 ……………………… 083
二、由幸福与烦恼的父亲想到的 ………… 086
三、有用和无用 …………………………… 088
四、过度的关心就是伤害 ………………… 091
五、放下才能幸福 ………………………… 092
六、忘我的好处 …………………………… 094

第五章　养生功法练习与健康 ………………… 098
一、平衡之道——从欧洲人过敏想到的 … 098
二、放松与身体的同步共振 ……………… 101
三、治病求本与气冲病灶 ………………… 104
四、口水与情志养生 ……………………… 107

五、学会接纳——谈谈情绪的消化 ………………… 109

六、要想身体安，三分饥和寒 …………………… 112

七、无欲守其妙，有欲守其窍 …………………… 114

第六章　限食疗法基本知识 …………………… 117

第一节　限食疗法概述 …………………………… 117

一、限食疗法的定义与分类 ……………………… 117

二、限食疗法的特点 ……………………………… 118

三、国内限食疗法研究 …………………………… 119

四、国外限食疗法研究 …………………………… 121

第二节　限食期间机体的物质与能量代谢 ……… 123

一、糖代谢 ………………………………………… 123

二、脂肪代谢 ……………………………………… 124

三、蛋白质代谢 …………………………………… 126

四、短期与长期限食状态下机体能量物质代谢的特

　　点 …………………………………………… 127

第三节　限食疗法的治疗作用 …………………… 128

一、限食疗法的作用机制 ………………………… 128

二、限食疗法的治疗作用 ………………………… 133

第七章　辟谷养生技术 ………………………… 138

第一节　中医传统辟谷养生功 …………………… 138

一、动功 …………………………………………… 138

二、静功 …………………………………………… 149

三、辅助功法 ……………………………………… 149

四、动静两相宜——谈谈练功时身体的动与静 …… 156

第二节　辟谷养生功功理 ……………………………… 158

一、关于辟谷 …………………………………………… 159

二、辟谷理论 …………………………………………… 160

三、辟谷养生术 ………………………………………… 165

第三节　辟谷期间的身体反应 ………………………… 168

第八章　复谷技术及辟谷对人体的作用 …………… 171

一、复谷原理及原则 …………………………………… 171

二、复谷方法 …………………………………………… 172

三、辟谷不适人群 ……………………………………… 174

四、辟谷对人体的作用 ………………………………… 176

五、辟谷常见问题及解答 ……………………………… 179

第九章　辟谷经验分享 ………………………………… 183

一、关于服气辟谷 ……………………………………… 183

二、补气法与餐风饮露 ………………………………… 185

三、再谈辟谷的好处 …………………………………… 186

四、辟谷与健康长寿 …………………………………… 188

第十章　辟谷典型案例 ………………………………… 191

一、辟谷结合长期养生功法干预慢性全身弥漫性湿

疹 ……………………………………………………… 191

二、辟谷治疗 2 型糖尿病典型案例及对糖尿病前期

干预 …………………………………………………… 194

三、辟谷对月经后期及不孕症治疗典型案例及分析 … 198

四、辟谷治疗难治性睡眠呼吸暂停典型案例及分析 … 203

第十一章 辟谷干预效果观察 ·········· 209

一、辟谷对受试者体重、血压、血糖观察 ·········· 209

二、辟谷对血压影响实验研究 ·········· 212

三、辟谷对血脂影响实验研究 ·········· 219

四、辟谷对健康人群心身状态影响 ·········· 223

第十二章 辟谷者体会 ·········· 227

一、辟谷降伏了我的高血压 ·········· 227

二、百日苦练，身体康复 ·········· 229

三、人生到最后，拼的是身体 ·········· 231

四、中年身体不适与我的辟谷体验 ·········· 236

五、辟谷改变了我的身体——辟谷二十年之感悟 ····· 243

参考文献 ·········· 253

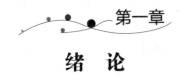

绪 论

辟谷以养生功法为前提，通过养生功法的练习培育人体内气。内气足则可达到"气足不思食"的特殊身体状态。此时不仅不会出现因限食而引起的诸多不适，反而会感到身轻体健、全身舒适。想了解辟谷养生，就要从中医的"气一元论"概念开始，在理解气与能量关系的基础上，正确理解辟谷与养生功法以及辟谷与限食的关系，从而理解辟谷的概念及意义。

第一节　辟谷养生概述

一、气与生命能量的关系

天地万物时时刻刻都在不断地运行着，无论是物理变化还是化学变化，万物运行都需要能量的支撑，失去能量，万物也就失去了生机。人体也是一样，人体的每一个器官、每一个细胞时时刻刻都在不断发生着许许多多的物理与化学变化，这些变化都需要能量的支撑。人体本身就是能量的载体，人体有形的能量储存形式都可归结为化学能的范畴，都需要发生生化反应释放能量，而化学变化是需要时间的。人体各类运动、反应瞬息万变，需要储存大量可以用来直接做功的无形能量。中医学基本概念"气"的生理功能可以归纳为推动与调控、温煦与凉润、防御、固摄四大方面，而这四方面的功能都与能量的基本特性一致，符合可直接做功的无形能量的特点。气是能量的载体，存在于人体，也存在于自然，一切具有生机的生物都依赖这种特殊能量的滋养。

（一）气一元论思想

气是中国古代哲学、医学乃至整个民族传统文化中最基本、最著名、最独特的范畴，是中医理论与中国古代哲学的本质结合点，也是中医学里应用最多的范畴。中国传统文化认为，气是构成世界的基本物质，"气"在中国古代哲学体系中是本体范畴，同时也被认为是一切变化的动因，所有联系的桥梁。"气"于自然、生命、认知中无所不在。

1. 中医对"气"的认识

理解气一元论，首先应搞清楚"气"的概念与意义。《现代汉语词典》将"炁""氣"解释为气，因此现代用"气"代替了"氣"与"炁"，古代三个字读音都念作"qì"，但所指却不同。关于气的文字记载，最早见于甲骨文。《说文解字·气部》说："气，云气也，象形。"甲骨文中最早出现的这个"气"就是现在通常所说的气体之气。气字的写法与"云"的实体形状非常相像（图1-1）。所以最早的气是古人观察到水汽上升聚而为云，气就是物质气态的意思。现代汉语字典将氣解释为气，认为是古文的不同写法，其实两字实有不同。《说文解字·米部》说："氣，馈客之刍米也。从米，气声。"如果将氣理解为米，而发音为气，似乎不通。《康熙字典》对氣的解释引用了诸多文献，如《太极图说》记载"二氣交感，化生万物"，这里的"氣"特指阴阳之气；《文子·守弱篇》"形者，生之舍也。氣者，生之元也"，可看出这里的氣并非指气体状态，而是指人体的本元物质——元氣。氣为米上之气，这里结合《说文解字》的解释："氣，馈客之刍米也。从米，气声"，可以理解为，氣是人吃五谷后化生而成的人体元气，氣来源于五谷，也就是馈客之刍米。根据中医理论，人体饮食五谷后，经过胃的腐熟，最终由脾运化为人体之气，因此，脾为人体出生后的后天之本，为人体出生后气血来源之本。可见，古人将氣特指来源于五谷的人体元气。《说文解字》中未收录"炁"字，"炁"字多在道教经典中出现。炁的上半部是"无"的古字，下面四点即是"火"字的假借，火是一种能量的象征，代表的有可能是无形而有能量的意思。《关尹子·六匕篇》中解释"以一炁生万物"，由此可见炁与《道德经》中的"道"所指似有相似之处，"道生一，一生二，二生三，三生万物。万物负阴而抱阳，冲气以为和"。似乎道生一就为炁。炁在道教中多指元炁，元通"原"，意为本原之气，就是说万物以炁为源。《道德经》描述"故常无，欲以观其妙；常有，欲以观其徼"。此处"常无"，似乎指的是炁无形无相，"常有"似乎指炁是一种能量体，可以通过他的作用体现出来。古代对"炁"的描述比比皆是。《管子·形势解第六十四》："春者，阳气始上，故万物生。夏者，阳气毕上，故万物长。秋者，阴气始下，故万物收。冬者，阴气毕下，故万物藏。故春夏生长，秋冬收藏，四时之节也。"春夏秋冬的更替，是因为炁的性质发生了变化。《左传·昭公元年》也引用春秋著名医家医和之语解释疾病原理："天有六气，降生五味，发为五色，徵为五声，淫生六疾。六气曰阴、阳、风、雨、晦、明也。"认为正是与天地相通的人体本原之炁的作用，使人能够品尝五味，并表现出五色、五声的不同，疾病也是因为五炁之过造成的。《太玄真一本际经》第三卷有"修习静定，专炁柔软"，可见道家多通过修炼以补足人体先天元炁。这里用来源于水谷的人体之"氣"，表示先天元"氣"似有不妥，于是道家引用了似有似无的"炁"，来比喻出生之时就有，可以通过修炼来强化的"炁"。

可见在古代，"气"多指气体之气，如呼吸之气；"氣"则特指来源于饮食水谷的人体之"氣"；炁则是指存在于天地之间、六合之内，与人体相通的先天之"炁"。

图 1-1　气字的象形

2. 气一元论思想的意义

认识了"氣"与"炁"的概念与意义，则更容易理解气一元论的意义。从以上对气在古代的三种写法"气""氣""炁"的不同意义可以看出，气一元论之气指的并非气体之气，而是指人体从水谷得来的后天之"氣"以及生来就有、与天地相通的先天之"炁"。因此，"氣""炁"是古人通过古代哲学以及修炼认识到的天地之间、人体之内存在着的一种微观物质。它真实存在却又看不见、摸不着，两者的区别仅仅在于来源不同。因此，《康熙字典》里对炁的解释为"炁，同氣"。"炁"具有阴阳五行属性的不同，古人用金、木、水、火、土五种物质来表征这种阴阳属性的多少，正如经络系统被定义为运行气血的通道，但至今不能被现代仪器所检测。因此气一元论所指之气，是古人认识到的一种特殊能量物质，它存在于天地万物之中，是构成万事万物的本源。如上所说，气是构成世界的基本物质，"气"在中国古代哲学体系中是本体范畴，同时也被认为是一切变化的动因、所有联系的桥梁，"气"于自然、生命、认知中无所不在。气一元论之气在古代用"炁"来指代，并非指物质的气化状态，也就是气体之气。气体之气不应是万事万物的本源，或者是构成世界的基本物质。这个基本物质只能是"炁"，在人体内由饮食水谷而产生，写作氣。炁一元论思想，则说明炁的重要性。炁无处不在，无形无相，存在于天地万物之中，对事物的生长繁盛与衰亡起着至关重要的作用。正如《庄子·知北游》所说："人之生，气之聚也；聚则为生，散则为死。若死生为徒，吾又何患。故万物一也，是其所美者为神奇，其所恶者为臭腐；臭腐复化为神奇，神奇复化为臭腐。故曰，通天下一气耳。圣人故贵一。"此处与"形者，生之舍也，气者，生之元也"所指相通，人的形体千变万化，各有不同，但是都是以"炁"为根基的，炁聚才能成形，炁散则形体失去生机，天下万事万物无不如此，炁聚则生气在，炁散则不复生机。故张三丰的《无根树》说："无根树，花正亨，说到无根却有根。三才窍，二五精，天地交时万物生。"此处作者将人比作无根之树，人无根却有根，这个根就指的是人体之"炁"，人体之炁与天地之炁相通，故曰看似无根，却有根。这与《难经·八难》中的思想一致："气者，人之根本也，根绝则茎叶枯矣。"老子在《道德经》中说："万物负阴而抱阳，冲气以为和""天下万物生于有，有生于无"。观老子全书，若将"道"理解为"炁"，则老子讲的就是存在于天地之间，为中国文化核心的"道""炁"对天、地、人及万事万物的影响，因"道""炁"为万事万物之根本，所以《道德经》才会适用于方方面面。

3. 气一元论与中医基础理论

中国文化历史悠久，古人认识到存在于天地之间、六合之内、万事万物之中的"炁"，对其性质进行了深入剖析，用阴阳、五行来归纳其变化属性，并对其运行规律进行了总结。古人化学知识十分有限，远古时代的人类甚至没有化学知识，但是能归纳出药物的寒、热、温、凉之性以及归经，并应用于治疗，且可产生极好的治疗效果，就是根据药物所含"炁"的阴阳五行属性来归纳总结出来的。气（氣、炁）一元论是中医学理论的基本概念，几乎所有的中医理论都与其有着密不可分的关系。在人体中，气（氣、炁）是构成人体、维持生命活动的基本物质，人体气的运动称为气机，升降出入是气在人体运动的基本形式。

阴阳五行是建立于气一元论思想基础之上的概念，正如《四圣心源》所论述的："阴阳未判，一气混茫。气含阴阳，则有清浊，清则浮升，浊则沉降，自然之性也。升则为阳，降则为阴，阴阳异位，两仪分焉。清浊之间，是谓中气，中气者，阴阳升降之枢轴，所谓土也。水、火、金、木，是名四象。四象即阴阳之升降，阴阳即中气之浮沉。"可见阴阳、五行理论是在气一元论基础上发展而来，而中医学其他理论均离不开气、阴阳、五行理论的支持。《灵枢·营卫生会》曰："岐伯答曰：人受气于谷，谷入于胃，以传与肺，五脏六腑，皆以受气，其清者为营，浊者为卫，营在脉中，卫在脉外，营周不休，五十度而复大会，阴阳相贯，如环无端。"可见五脏六腑都需要气的濡养，而联通五脏六腑、与周身建立联系的则是经络系统。经络系统是气血运行的通道，没有"气"的存在，则经络系统就失去了其意义。有学者统计《黄帝内经》中"气"共出现了3000余次，例如天气、地气、人气、正气、邪气、金石之气、四时之气、元气、脏气、真气、精气、谷气等。《黄帝内经》认为，"气"不只存在于人体，而是自然界普遍存在的，"天地之间，六合之内，其气九州、九窍、五脏、十二节，皆通乎天气"，而天地之气又与人体有着密切的关系，人体之气与天地之气相通，并受天地之气的影响，"天气通于肺，地气通于嗌，风气通于肝，雷气通于心，谷气通于脾，雨气通于肾。六经为川，肠胃为海，九窍为水注之气"。而人体之"气"又受到人类精神活动的直接影响，精神安定则气血从顺，精神活动过度偏激，则气血受扰。正如《黄帝内经》中描述的"虚邪贼风，避之有时，恬惔虚无，真气从之，精神内守，病安从来"，指出只有内心恬静，精气才能各从其顺，与天地相合，不受个人情志的扰乱。否则，则会出现诸如"怒则气上，喜则气缓，悲则气消，恐则气下，惊则气乱，思则气结"等情志活动对内气的干扰现象。"喜伤心，其气散；怒伤肝，其气出；忧伤肺，其气聚；思伤脾，其气结；悲伤心包，其气急；恐伤肾，其气怯；惊伤胆，其气乱。虽七诊自殊，无逾于气。"可见，七情伤于身体是通过"气"的作用而实现的。现代心理学研究也证明了心理因素对身体健康的影响，但心理因素对健康的影响是通过内气的作用实现的，《黄帝内经》中的这一观点未得到现代科学的认可与深入研究，其根本原因是现代科学并不认可"气"的存在。

4. 古人对中医"气"（炁）概念认识的可能途径

中国古代，尤其是远古时期，科技水平十分有限，人们对"气"这一概念的认识不可能遵循现代科学的途径，古典哲学的逻辑推理是对"气"概念认识的基础之一，但古典哲学只能提出"气"这一概念，基于"气"概念之上的"气"在人体内运行规律、在经络系统中的分布规律、药物四气五味与归经等学说的提出，则不能简单地归结于古典哲学思想的贡献或实践经验总结，中国古代修炼可能是古人对"气"这一概念理解认识的重要途径。

中国古代修炼技术有很多不同称谓，如导引、呼吸吐纳、坐忘、内丹术等，而所有修炼都与"气"密不可分，如导引术里的导气引行，内丹术中的丹田呼吸以及采气、百日筑基等修炼方法。古代修炼的目的之一就是使人体元气充足，进而"炼精化气，炼气化神，炼神还虚"。可见，古代修炼是补足人体元气的一种有效方法。中国古代医巫同源，中医后来从巫医中分离出来，形成了独立的学科，而巫术则成为迷信的象征，扁鹊也有"信巫不信医者不治"的论述。马王堆出土的《五十二病方》早于《黄帝内经》的成书年代，是中国现今发现最古老的医书。该医书记载了治疗 52 种疾病的 283 个医方，除常规药物、砭石、熏灸、按摩等方法外，尚有 39 个医方涉及巫术的治病方法。《黄帝内经》记载："余闻古之治病，惟其移精变气，可祝由而已。"可见古代巫医中"巫"的成分并不完全是迷信的象征，也有其有效的一面。古代医术与巫术起源相同，巫术在历史发展过程中因其神秘不可知的部分而逐渐被封建迷信所利用，发展成为一些别有用心人的骗人工具。但是对中医理论渊源的探索，不能离开对古代巫术的探索，对古代巫术中科学成分的探索有可能会揭开中医理论渊源的面纱，而对古代修炼技术的研究，是其中的途径之一。古代巫术有可能是古代修炼者达到一定练功境界后，通过对人体内气与天的自然之气的感应，借助各种方法实现对人体阴阳气血的调节，以达到治疗疾病的目的。李时珍在《奇经八脉考》中提出"内景隧道，唯返观者能照察之"的经典论述，但由于"气"的不可见与不可知，后人认为这是不科学的东西，甚至别有用心的人以巫术之名行封建迷信，使古代巫术逐渐演变为封建迷信活动的代称。用科学的眼光研究古代巫术，就是寻找巫术与医术相通的地方，古代修炼技术研究有可能打开巫术研究的门径，也是对"气"一元论思想研究的有效方法。

5. 气一元论思想的现代解读

气是运动着的、极精微的物质，气运行于人体，运行于脏腑、经络、九窍、十二节之中。"气"的本质不仅是困扰中医学术界的一个重要问题，也是中医科学性不被认可的根本原因。正因为"气"的概念得不到现代科学的解释，才被认为只是一种哲学概念。建立于"气"概念之上的阴阳五行学说也被认为只是一种哲学思想。"气"是否具有物质实质属性，现代微观物理学的研究带给我们探寻"气"实质性的又一途径。对"气"概念的理解，可以借助现代微观物理学的理论与方法，对理论陈述进行实证检验，仍是微观物理学以及其他物理学领域至关重要的最终目标。著名的理论物理学家、量子力学的主要奠基人之一 W. 海森伯（W. Heisenberg）说过："物理学的历史并不只是一系列实验上的发现和观察以及随之而来的对它们的数学描述，它同时也是概念的历史。为了理解现象，首要的条件是引入合适的概念。只有借助于正确的概念，我们才能够真正知道我们所要观察到的是什么。"现代物理学正是在对宏观世界已知概念不断否定的基础上，提出研究假设，并不断通过数学、物理学公式推理提出新的假说，再通过实验学的方法证实假说。现代量子场理论认为，经典场经过量子化成为多粒子体系，这就是场在量子化后呈现的明显的粒子性，这种粒子叫作场量子，光子是电磁场的场量子，电子是电子场的场量子，介子是介子场的场量子。这样实物粒子和场（光、辐射）这两种物质形态在量子场的概念下就统一了起来，波粒二象性是物质在微观领域的根本特性，在量子场论中可以得到解释。量子场论反映了量子现象与经典极限间的联系，表达了微观运动与统计规律之间的关系。使用现代微观物理学的理论，可以将"气"看作一种场量子，而人体存在于由这种场量子形成的能量场。这种能量场由于"气"这种场量子的阴阳不同属性，而有阴阳、五行属性的不同，对人体能量场阴阳平衡进行调节，就可以直接治疗疾病。因此，通过对"气"及"气"构成的人体场的研究，可能是中医理论科学性研究的途径。

（二）能量与气

能量的表现形式是多种多样的，能量的每种形式都可以转化成其他形式，但能量不会消失或无中生有。能量的形式有机械能（动能、势能）、分子势能（内能）、辐射能、光能、磁能、电能、热能、风能、声能、化学能、生物能、核能等。其中化学能是一种隐蔽的能量，他不能直接用来做功，只有发生化学变化的时候才可以释放出来，变成热能或者其他形式的能量。糖、脂肪、蛋白质是人体有形能量的三大储存形式，腺嘌呤核苷三磷酸（adenosine triphosphate，ATP）是能量较为直接的应用形式，ATP 相当于人体的能量货币。这些有形的能量储存形式都属于化学能的范畴，都需要发生生化反应释放能量。

中医学基本概念"气"，其生理功能可以归纳为推动与调控、温煦与凉润、防御、固摄等四大方面，而这四方面的功能都与能量的基本特性一致。中医理论认为，"气运血行"，血液的运行依赖于气的推动，而推动作用是能量才具有的特性。正常的体温需要能量的维持，能量充足是保障人体机体环境健康的基础，也是人体抵御疾病、代谢活动正常的基础，而这一点与气的温煦与凉润以及防御作用相似。失去了气的固摄，人体的津液会以汗的形式流失，而固摄也是能量的作用特点。因此，中医理论中的"气"，属于可直接做功的隐蔽能量。

周之干的《慎斋遗书》云："脾胃者，气血之原也。"脾胃是人体各类营养物质与能量物质获得的源泉，血是人体各类有形营养与能量物质的载体，气是脾胃生成的可以用于直接做功的无形能量。《类经·气味类》指出："故半日不食，则谷化之气衰；一日不食，则谷化之气少矣。"《灵枢·五味》指出："故谷不入，半日则气衰，一日则气少矣。"人半日不食，则来源于谷物的气被利用损耗，就会衰少，而"气"的不足又可以导致各种正常生理功能的下降。《素问·刺志论》中提到："谷盛气盛，谷虚气虚，此其常也。"人体元气充盛，是人体精神旺盛以及各种身体功能正常的基础。

二、辟谷的含义

（一）服气及其含义

气是能量的载体，存在于人体，也存在于自然，一切具有生机的生物，都依赖气的滋养。正如《庄子·知北游》所说："人之生，气之聚也，聚则为生，散则为死……故曰通天下一气耳。"

服气，顾名思义，有补充人体元气的意思。陶弘景著有《服气导引》一卷，但可惜此书已散失。《云笈七签》曰："反神服气，安而不动，谓之静。"《愿体医话良方》曰："服金石酷烈之药，必至殒命，即坐功服气，往往致疾损目。人能清心寡欲，无暴怒，无过思，自然血气和平，却疾多寿。譬如火炉，置风中则易灭，置静室则难烬，此是定理。"指出练功服气的要领，并提到练功服气可以降低服食金石或酷烈药物的致命危害。《对山医话》曰："成天地者，气也。天地成而万物生，气固为生生之本。凡血肉之物，气生则生，气尽则化，此自然之理。术家有服气之法，不过能却病延年。"指出服气具有祛病延年的功效。古代医书中关于服气的描述甚多，例如《友渔斋医话·一览延龄》中说道："好动之人，亦宜默坐片时，以凝形神。如此虽不服气，不居山林，亦往往能至大年。"《寿世青编·疗心法言》曰："食谷者多智而劳形神，食草者痴愚而力足，食肉者勇鄙而多嗔，服气者常存而得道。"《灵剑子引导子午记·鼓腹淘气》指出："凡欲服气，须淘转呵出，独令宿食消化。故气出尽，然后始可调而服之。"《幻真先生服内元气诀·咽气诀》曰："服内气之妙，在乎咽气，世人咽外气以为内气，不能分别，何其缪哉。吐纳之士，宜审而为之，无或错误耳。"《圣济总录·神仙服气》曰："凡服气，欲得身中百物不食，肠中滓秽既尽，气即易行，能忍心久作，自觉精神有异，四体日胜。""凡服气，但不失时节，丹田当满，纵出人事，亦不可废，行之日久，虽失一时，亦无所觉，若服气成者，终日不服气，气亦自足，至妙不可穷尽。"根据以上文献记载，可以看出，"服气"是指通过养生功法练习使人体气机充足，指代行气导引之术，具有防病治病、祛病延年之功。

（二）辟谷的基础——服气

对于正常人体来说，只有脾胃功能良好，正常饮食，后天之气血来源才会充足，人体才会气血充盈。现代研究也表明，人体在多日限食状态下，体内物质代谢发生明显变化。禁食18小时后肝糖原基本耗尽，1~3天短期断食使血糖趋于降低，脂肪动员加强，在断食4~7天后，脂肪动员进一步加强，释放的脂肪酸在肝内氧化生成大量酮体，脂肪酸也成为肌组织的主要能源。但若长期断食，饥饿发展到最后，待机体储存脂肪耗尽时又需要动用大量蛋白质，长期的净负氮平衡使体内蛋白质丢失过多时，则不可避免地导致死亡。因此限食，尤其是完全断食情况下，人体出现不适甚至危险的主要原因在于储能物质有限，机体能量供应不足，蛋白消耗过多，同时动员大量脂肪产生酮体造成酸中毒。

辟谷则不同，正如《中风论·论总》中提到的："故古之圣人有服气却谷之法。天气至清，全凭呼吸为吐纳。其呼吸之枢，则以肺为主，《内经》所谓天气通于肺也。""地气有形，故医书多言之，若天气无形，医家多不知为何物，故诸书皆置而不言，无怪医术之多陋也。"《圣济总录·神仙辟谷》曰："凡修行家，忽到深山无人之地，或堕涧谷深井之中，无食者。便应咽津饮水，服气以代之。"《灵剑子引导子午记·养虎咽气》曰："若未绝粒人，欲服气，当须少食，务要腹中旷然虚静。"可见，辟谷干预期间，由于通过养生功法练习补足了先天元气（服气），因此这时虽减少或断绝了饮食之气，但人体在元气（精微能量）充足的前提条件下，人体能量系统仍然是充足的，身体各项功能运动及反应均可正常进行。我们指导的大量多人同时进行的辟谷实践也证实，在科学专业的指导下，辟谷期间不会出现身体明显不适，且干预期间精力充沛，可增强体质，对各类慢性病具有较好的防治作用。

（三）辟谷含义解读

辟谷是用养生功法培育人体元气的基础上，达到"气足不思食"的状态，从而在一定时间内减少或断绝饮食，改善身体整体健康水平，并治疗疾病的方法。辟谷的方法是通过养生功法补足元气，目的是减少饮食但不产生明显饥饿感和机体能量缺乏，达到提高机体整体健康水平及对疾病的治疗作用。

辟谷组成要素包括养生功法练习与限食，二者有机结合，相辅相成，既可相互弥补两者的缺点，又可相互促进两者的养生治疗作用，共同构成辟谷的奇妙效果。辟谷与限食有很多相似之处，但也有根本区别，产生的效果也截然不同。历代医籍中也有用药物、方剂辟谷的记载，据此有人提出，可以用药物及其他方法代替养生功法补充人体元气，进行服药辟谷或者其他方式的辟谷。事实上，这些方式只能作为辟谷的补充形式，并不能代替养生功法的作用。辟谷期间的养生功法练习质量要求非常高，其补足人体元气的效果非一般外治、内服方法可比。

三、辟谷与限食

限食是在一定时间内限制饮食热量的摄入，或者完全断绝饮食。辟谷，字面意思就是避免五谷杂粮的摄入，似乎与限食意思相同，但是辟谷与限食却是完全不同的两个概念。也可以说辟谷是一种特殊的限食方式，但是，绝对不能将辟谷与限食等同。许多人不理解辟谷的含义，根本原因还在于对气一元论思想理解不够深入。上已述及，气一元论之气在古代写作"炁"，并不是气体之气，而是中国传统文化里的"炁"，存在于天地万物之间，并与人体相通，万物充之以炁而有生机，人饮食水谷化作氣，此氣与炁相似，仅为来源不同而已，因此《康熙字典》对炁的解释后注明，炁同氣。

（一）正常情况下人体能量来源

人体的三大能量物质为糖、脂肪、蛋白质。一般情况下，人体所需能量的 50%~70% 来自糖的氧化分解。1mol 葡萄糖完全氧化为二氧化碳和水，可释放 2840kJ（679kcal）的能量。其中 34% 可转化为 ATP 的化学能，以供机体生理活动所需；另一部分能量则以热能形式释放，用于维持体温。脂肪作为储存能量的主要形式，主要分布在脂肪组织中，经氧化为机体供能。一旦糖缺乏，机体的脂肪动员就会加快，储存在脂肪细胞中的脂肪，被脂肪酶逐步水解成游离脂肪酸和甘油并释放入血，通过血液运输至其他组织，并被氧化利用。体内蛋白质降解成氨基酸后，经脱氨基作用产生的碳链可直接或间接进入三羧酸循环而氧化分解供能。每克蛋白质在体内氧化分解可产生 17.19kJ（4.1kcal）的能量。一般来说，成人每日约 18% 的能量来自蛋白质的分解代谢，但可由糖和脂肪代替。因此，供能是蛋白质的次要生理功能。

（二）限食情况下的人体能量来源

人体在多日限食状态下，体内储存的糖原基本耗尽，肌肉蛋白存储量进一步减少，体内能源物质的代谢发生明显变化。有学者估算，在完全断食两周后，人体所利用的能量 90% 左右来自脂肪。但若长期断食，饥饿发展到最后，待机体储存脂肪耗尽时又需要动用大量蛋白质，长期的净负氮平衡使体内蛋白质丢失 1/3~1/2 时，则不可避免地导致死亡。因此，限食尤其是完全断食的情况下，人体出现不适甚至危险的主要原因在于机体能量供应不足，储能物质能量供给有限。

（三）后天饮食之氣

中国文化中的气来源于后天饮食者，叫作"氣"，在人体内具有重要的功能。正如《素问·五脏别论》中所说："饮入于胃，游溢精气，上输于脾，脾气散精，上归于肺，通调水道，下输膀胱，水精四布，五经并行，合于四时五脏阴阳，揆度以为常也。"脾脏系统将其运化的水谷精微，向上转输至心、肺、头目，通过心肺的作用化生气血，以营养全身。按照古人的总结发现，人体之气为人体后天之本，来源于饮食，与现代科学相对应，氣应包含从后天饮食获得的能量。因此，饮食能量就是古人讲的氣所指，对于正常人体来说，只有脾胃功能良好，正常饮食，后天之氣血来源才会充足，人体才会氣血充盈，丹田、经络之"炁"才会得到及时补充，人体才会有精力，完成正常生理功能。

（四）人体元炁

《周易大传·系辞》指出："形而上者谓之道，形而下者谓之器。"宋·张载对此注释为"形而上者是指无形体者，形而下者是指有形体者"，并认为气是构成宇宙万物的最基本物质。人体所有有形之物则可以称为承载之"器"，而无形之物则可称为"道"，这里道类似于"炁"，是古人对于人体能量系统的认识。古人不仅提出人体存在"炁"这一特殊能量物质，还指出"炁"在人体内的分布规律，经络是人体运行"炁"的通道，经络系统的分布规律，也就是人体能量"炁"的分布规律。炁在人体无处不在，又有阴阳五行属性的不同，运行在周身，以脏腑为不同属性之"炁"分布的大本营（经络与脏腑之所属络关系）。经络系统具有"运行气血，营养全身"的作用，气运则血行，血行通畅才能营养周身，同时经络系统是"炁"运行的路线，为全身所有组织器官直接供能，起到保持各部体温，提供所有系统运行、反应发生所需的能量。人体"炁"这一能量系统在人体活动中被消耗，同时也需要被补充，补充的最常规来源则是后天饮食之氣。人体每天摄入的食物除生成转化为各类营养物质外，还被转化为能量物质储存，并直接释放每日所需能量。这些能量就是后天之氣，在经络系统中运行，并通过经络系统，输送到组织器官细胞。

（五）辟谷与限食区别

一般情况下，人体断绝饮食后，就只能依靠体内储存的能量物质供能，一旦体内储存的能量物质消耗殆尽，人体元炁系统（能量系统）也就失去了后天来源。此时人体元炁并不会枯竭，正如《黄帝内经》所说："天地之间，六合之内，其气九州、九窍、五脏、十二节，皆通乎天气。"人体元炁与天地之炁相通，所以人体元炁不会枯竭，但此能量来源系统十分有限，远小于能量消耗，人体能量供给不足，此时体内因缺少能量许多化学反应不能发生，许多组织器官细胞的常规运行也会发生障碍，人体就会出现各种不舒适信号，甚至出现生命危险。这是普通限食情况下的能量代谢。

辟谷则不同，辟谷期间，人体饮食能量来源同样减少或断绝，但辟谷的前提条件是"气足不思食"。由于通过养生功法练习补足了先天元炁，人体对后天饮食之氣的需求已经极大减少，这时虽减少或断绝了饮食之氣，但人体在元炁充足的前提条件下，能量来源仍然是充足的，身体各项功能运动及反应均可正常进行。因此，辟谷是在元炁充足的情况下，机体自然发生的饮食减少的情况，不会出现身体不适，且辟谷期间身体精力充沛。

四、辟谷与养生功法练习

辟谷的基础是服气，也就是补足人体元气，而服气就是通过养生功法练习使人体元气充足，因此养生功法练习是辟谷的基础。中国中医药出版社出版的《中医气功学》对养生功法的定义为："气功是调身、调息、调心三调合一的身心锻炼技能。"此定义仅描述了养生功法的操作方式，是调节身、心、息的一种身心锻炼技能，实际就是放松身心的方法，对其目的没有描述。养生功法练习的根本目的不仅是使人体身心放松，还是在此基础上能补足人体的元炁。正如《素问·上古天真论》所说："恬惔虚无，真气从之，精神内守，病安从来。"
恬惔虚无、精神内守都是描述心灵的安静放松。心松，身体就
会放松，此时人体就会真气充足，就不会生病。养生功法练习
的是放松身心，以达到松则通之效果。经常进行养生功法练
习，能够达到高度放松入静的状态，使人体气足而神定。葛洪
在《抱朴子内篇·释滞》中说："故行气或可以治百病……其
大要者，胎息而已。"胎息是古代养生功法的另一种表述，葛
洪所指，即是通过功法练习，使人体气足通畅，从而治疗百
病。《入药镜》中云："先天气，后天气，得之者，常似醉。"
常似醉，是形象比喻养生功法练习入静后混混沌沌的状态，只
有在这种高度入静的状态下，人体元气才能充足，进而使经络
之炁充足，能量储备充足。

　　辟谷期间，通过养生功法练习补足人体元炁，也就是服
气，弥补后天饮食之氣的不足，因此养生功法练习是辟谷的前
提与必要条件。辟谷期间，对养生功法练习的质与量都有很高
的要求。若养生功法质量不高，或量不够，都会因元炁（能
量）补充不足而出现身体的诸多不适。辟谷期间，由于后天
饮食之氣减少或断绝，代之以养生功法练习补足的元炁，因此
身体会处于能量交替时的诸多不适，此时需要专业人士的鉴别
与指导。很多人在没有专业人士指导下独自辟谷，限食期间也
进行大量养生功法练习，但练习的质量达不到，此时身体也会
出现不适，但这种不适可能是由于能量缺乏引起的，而不是能
量补给方式的改变而引起的，此时若强行坚持，则存在很大的
危险。因此，辟谷是一项专业性很强的养生行为，初次辟谷必
须要有专业人士指导。但养生功法练习是辟谷的基础。我们要
从养生功法练习及生活中调心开始，须知好的心态可以改变我
们的生活，可以让我们面对同样的生活，却有不同的体验，会

让我们积极面对生活，一点一滴地改变生活，最终生活会发生质的改变。而养生功法练习，是我们通过自我调节改变健康的重要方法。

第二节　辟谷现代研究

《2018世界卫生统计报告》指出，2016年全球约4100万人死于慢性病，特别是心血管疾病、癌症、慢性呼吸系统疾病和糖尿病，约占死亡总人数（5700万）的71.93%，位居死因构成比首位。随着我国经济的发展和卫生服务水平的不断提高，人口老龄化进程日益加快，慢性病患病情况日趋严重，对居民的生活质量和身体健康产生巨大影响。我国慢性病死亡人数已占全国死亡总人数的86.6%，其疾病负担约占我国疾病总负担的70%，慢性病防治工作面临严峻挑战。《中国防治慢性病中长期规划（2017—2025年）》确立了我国慢性病防治原则，在落实"健康中国"战略过程中，当务之急是整合社会各界资源，打好慢性病防治的阻击战。据统计，我国60岁以上（包括60岁）居民中超过75%的人患有1种以上慢性病，是导致我国老年人群疾病负担的主要原因，成为严重危害公众健康的公共卫生问题，所以开展慢性病防控工作刻不容缓。对于慢病防控，国家实施"战略前移，重心下移"策略，从疾病发生的上游入手，对疾病发生的危险因素实行有效控制与管理，从以治疗为中心转向以预防为中心。同时将卫生防病重点放在社区、农村和家庭。医防两手抓、医防整合是有效防控慢性病的必然选择。辟谷养生技术可通过自我锻炼，达到改善人体整体功能状态的目的，十分契合治未病"未病先防，既病早治，已病防变"的理念。开展辟谷养生治未病技术体系研究，是对中医药健康服务技术手段的创新研究，符合当前国家重大公共卫生服务需求，具有重要的理论和社会价值。

我们在知网数据库以辟谷为主题进行搜索，对辟谷相关文献进行回顾与整理，梳理出辟谷现代研究的脉络。早在 1975 年，汉中地区文化馆陈显远就对张良弃官辟谷之史实进行考证，认为张良弃官辟谷确为身体不适，并非"明哲保身"。1985 年，全新民对张良辟谷史实再次进行考证，认为确有此事。1987 年黑龙江中医学院（现黑龙江中医药大学）何爱华、山西省人民医院王志义、辽宁省中医研究院于永敏等对孙思邈养生思想及其著作中对辟谷的记载进行了分析，认为孙思邈擅长导引养生，对辟谷术亦有研究，并对其著作中辟谷记载进行了梳理。1988 年传芗对道教辟谷养生术进行文献考证与论述。1990 年浙江中医学院（现浙江中医药大学）楼锦新采集了一位 21 天辟谷者辟谷期间的血液生化指标，发现受试者辟谷前和辟谷后 10 天的白蛋白含量分别在 4.99g/dL、5.49g/dL，仍在较高水平上；而辟谷期间的淀粉酶始终是低水平（24lU/L），仅为辟谷前（451U/L）和辟谷后（521U/L）的近一半；血脂随辟谷时间延长不断下降，特别是甘油三酯到辟谷后第 21 天低于正常水平；血液中 β-羟丁酸也保持在低水平，到辟谷结束后才上升；辟谷第 10 天血清谷草转氨酶（AST）、谷丙转氨酶（ALT）均超出正常水平，至 21 天恢复正常；其他指标在辟谷期间都在正常范围。结果表明，该辟谷者辟谷 21 天，对其健康无损害，且有降血脂作用。该作者在杭州市组织 13 位学员集体辟谷 3 天，每天只吃少许蜂蜜、水果，并进行爬山、练功、散步等活动，结果显示，虽然辟谷者的运动量比平时大，但他们并不感到饥饿、乏力，并集体在辟谷第 3 天上午登上杭州北高峰。同年，安徽师范大学物理系的张立鸿对古代

辟谷、断食术进行了论述。1991 年，史平伦在《医学文选》
1991 年第 5 期杂志发表文章，对两位道家辟谷者进行了报道。
同年，云南中医学院（现云南中医药大学）吴家骏在《云南
中医学院学报》1991 年第 7 期发表文章，对《中黄篇》中有
关辟谷、服气、存想的内容进行梳理，对《中黄篇》中描述
辟谷服气的锻炼方法及锻炼中出现各种情况的对策、注意事项
等进行了讨论，认为《中黄篇》是研究辟谷服气养生法的重
要文献。1992 年原军事医学科学院附属医院刘广贤等对两例
自愿饥饿受试者的甲状腺激素水平进行检测，发现限食者限食
期间出现正常甲状腺性病态综合征（低 T_3 综合征），认为这
是降低消耗期间的一种机体自我保护作用。这篇文章题目为
"两例辟谷（自愿饥饿）者甲状腺激素水平变化的观察"，可
见此期学者对辟谷与限食不能正确区分，对限食研究往往标以
辟谷之名。康瑾颜在 1993 年第 5 期《辽宁体育》杂志发表文
章，声称一尼姑释宏青长期辟谷，并提到江西省宁都县副主任
医师康承延对其进行了两次共 14 天的严格科学考察，并制作
了"释宏青辟谷现象研究专题片"。此后，辟谷研究文章逐渐
增多，2016~2020 年，以辟谷为篇名主题词的专业文献均在
10 篇以上。近年来，文献水平逐渐增高，且实践研究论文逐
渐增多，2020 年 13 篇学术期刊论文中，3 篇为中文核心期刊
论文，9 篇为辟谷效果临床观察类论文。2021 年至今见刊的 7
篇期刊文献中，4 篇为中文核心期刊论文，4 篇为临床研究类
论文，可见研究水平逐渐提高，临床类研究逐渐增多。以辟谷
为篇名主题词可搜索到 8 篇学位论文，其中 2016 年 1 篇，
2017 年 2 篇，2018 年 1 篇，2020 年 4 篇，2017 年与 2020 年
各有 1 篇博士论文，表明系统深入的研究已经开始。北京中医
药大学养生学研究所所长刘长喜、北京联合大学刘峰等人对辟

谷的概念及内涵进行了文献考证，天津中医药大学中医学院李德杏对道家医学辟谷养生技术的定义、分类及辟谷理论依据进行了理论论述。成都中医药大学张勤修结合多年临床经验对辟谷技术及其应用注意事项进行了理论阐述。原中国社会科学院研究员胡孚琛依据对道家医学理论的深入研究并结合自身辟谷体验，对辟谷的道家医学起源、辟谷的机理及功效等进行了详细的论述。柴玉对弘一法师 21 天辟谷日记进行整理与养生价值分析。成都中医药大学临床医学院刘晓瑞、自贡市第一人民医院王岗等从理论上阐释了辟谷对糖尿病防治的机理机制，认为辟谷功法练习可补足人体元气，改善糖尿病患者气虚的病因，同时气运血行，能使气机调畅，改善糖尿病并发症气滞血瘀之病因，此外辟谷过程也可起到消脂与祛除积热的作用。配合辟谷方药还可加强益气生津、活血祛瘀的作用。北京中医药大学第三附属医院内分泌科王芬从理论上论述了辟谷与人体气机运动的关系，认为辟谷疗法充养人体元气、健运脾肾之气、调整气机升降运动以达到轻身健体、延年益寿的效果。这正好与西医学防治胰岛素抵抗要求限制饮食、减轻体重、改变饮食结构有异曲同工之妙。四川护理职业学院黄彬洋等通过文献研究总结了辟谷的类型与方法，并从"辟谷-服气-服药"角度论述了脊髓损伤及其并发症的辟谷治疗机理。认为辟谷不仅可以抑制炎性反应，控制感染，也有神经保护作用，促进神经重建、肢体恢复，其对脊髓损伤及其并发症有良好的调控作用。2017 年 6 月首届国际辟谷养生学术研讨会在北京中医药大学召开，北京中医药大学校长徐安龙、中医学院养生学研究所所长刘长喜等诸多国内外著名专家学者参加了本次学术研讨会并做了大会发言，专家学者们一致高度评价了辟谷的治未病价值。

　　实践研究方面，湖南中医药高等专科学校旷秋和采用辟谷疗法治疗慢性胃炎 28 例，辟谷期间辟谷者精神状态良好，无头晕乏力等现象，总有效率为 96.4%，长期疗效显著，可以有效防止复发。李保有教授在江苏镇江、河北北戴河等地带领多人进行了多期辟谷养生实践活动，其辟谷实践证明辟谷养生术对多种疾病确有很好的治疗康复作用。江西中医药大学章文春等对 4 名辟谷受试者在指定空间、全天 24 小时监控下检测其血常规、肝肾功能、体重、血压、血糖、体温、脉率、血氧饱和度等生理生化指标，其中两名受试者不饮不食，另外两名但饮不食。4 名受试者练功质量、精神状态均良好，两人但饮不食辟谷各 21 天，1 人不饮不食辟谷 9 天，1 人辟谷 11 天（第 1~7 天不饮不食），4 人辟谷期间各项指标未见明显异常。张汀滢、秦鉴等采用回顾性、自身对照的临床研究方法，共纳入 192 名住院患者，分别于服药辟谷前、辟谷后观察患者心血管疾病危险因素变化情况。结果表明服药辟谷对超重/肥胖、高血压、高血糖、高甘油三酯等心血管疾病危险因素有改善作用，可降低胰岛素样生长因子-1，并可良性双向调节血压。廖结英、王天芳等收集 51 名完全服水辟谷者辟谷前后完整指标，分析结果表明 7 日辟谷能使身体快速进入燃脂阶段，显著降低体质量，减小生理年龄，对健康状态相关指标具有一定的调节作用。杨玲玲观察 11 名肥胖/非肥胖人员体质类型，以及辟谷 7 日相关指标的变化，结果表明辟谷后受试者心血管疾病相关指标明显改善，辟谷对于超重/肥胖、痰湿体质、湿热体质等人员较非肥胖非痰湿体质人员更为适宜。李晨悦等筛选年龄段为 18~65 周岁的 118 例志愿者，分 13 期分批进行为期七天的服气辟谷干预，结果表明服气辟谷对降低体重、体脂、内脏脂肪、血压、血糖、甘油三酯均有较明显的临床疗效，相比传统药物治疗副作用较小，并指出与普通热量限制疗法和柔性辟谷等饮食控制疗法相比，服气辟谷动、静功的练习有一定的操作难度，需要在专业人士指导下进行。

总体来说，文献研究考证了辟谷的真实性，理论性研究论述了辟谷的应用价值，学者对辟谷养生价值均给予了高度评价，实践研究性论文近年来逐渐增多，但辟谷技术尚未进入大规模的临床应用，目前还处于探索与初步实践研究阶段。

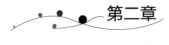

第二章

辟谷溯源

　　辟谷在中国有悠久的历史。《列子·黄帝》中就记载有"山上有神人焉，吸风饮露，不食五谷"，辟谷事例还大量记载于历代史书，《史记·留侯世家》记载："（张良）愿弃人间事，欲从赤松子游耳。乃学辟谷，道引轻身。"辟谷最初为道家专用术语，是道家对在修炼过程中出现的饮食减少，甚至一定时间内断绝食物现象的称谓。辟谷技术一代代传承于道家修炼者中。由于辟谷的养生价值突出，辟谷的养生应用受到了历代医家的高度重视与应用。

第一节　道家医学文献记载

　　辟谷一词最初来源于道家修炼技术，因此道家对辟谷的记载较多，但道家不同于道教。道家主要是指以老子、庄子思想为代表的中国古典哲学思想，以及在这种思想指导下的道家养生技术。而道教则属于在道家思想的基础上形成的教派，在其流传过程中必然会出现对道家思想的不同认识及不同的分支，或远离原本的老子、庄子思想。因此这里仅仅梳理现代学者，尤其是现代医学工作者对道家文献中辟谷内容的整理与分析，属于道家医学文献中辟谷记载的整理，而未涉猎道教内容。古代对于辟谷修炼方法的文献记载较少，且多描述模糊，语言表述晦涩难懂，可能是由于辟谷技术操作不当存在一定的危险性，需师徒面传的方式才能避免其危险因素。另外也可能因为道家认为辟谷技术不需刻意追求，是道家修炼的一个自然阶段，因此并不需要文字表述其方法。现代学者已梳理出古代道家医学辟谷技术的发展脉络。天津中医药大学李德杏、中国社会科学院胡孚琛、厦门大学哲学系黄永锋、四川大学道教与宗教文化研究所研究生孙禄、原上海师范大学硕士研究生王肇锶、襄樊职业技术学院医学院温茂兴、原山东大学中国古代史专业硕士研究生赵敏等在其相关研究文献中对道家辟谷术均有考证与分析。

　　道家辟谷养生术在汉末道家文献中就有记载。例如，汉末的《太平经》对辟谷养生术有大量描述："比欲不食，先以导命之方居前，因以留气，服气药之后，三日小饥，七日微饥，十日之外，为小成无惑矣。"这与我们实践辟谷过程中的感受是一致的——辟谷前三日，不适感强一些，三日之后七日之前，不适感很轻微，七日之后身体会感觉极度轻松。两晋南北朝时期，论述辟谷养生的文献增多，以陶弘景、葛洪为主的道家医学代表人物亲身实践，并在其著作中大量提及辟谷操作及功效。例如陶弘景在《养性延命录》中引《孔子家语》中的论述"不食者不死而神，直任喘息而无思虑"，不死之说虽然只是古人对于长寿的一种夸张说法，但也说明古代医家对于辟谷养生价值的推崇程度。葛洪在《抱朴子内篇》中就提出了服气辟谷之法："或食十二时气，从夜半始，从九九至八八七七六六五五而止……常向辰地而吞气。"文中对于辟谷之法描述模糊，但体现了服气辟谷的思想。《三洞道士居山修炼科》是两晋南北朝时期描述辟谷及记载具体方法较多的文献。例如"便以鼻纳生气，以口出死气，初从三纳一吐之……若能满千二百，久久便闭，不息益善""陆续从关口而下入。径之太仓，开穿宫府，通利肢节，气满充实，不饥不渴，调停五脏"等。文中尚有关于服石辟谷的内容，例如神仙服食丹砂长生方等，此方主药为丹砂，应为道家服食外丹辟谷的方法，道家外丹术已被证明对人体有诸多害处，应引起辟谷研究者的注意。对于辟谷作用，道家也提出"除三虫"。"三虫"与现代的人体菌群有一定关联性。现代研究表明，辟谷可调节人体肠道菌群，改变人体肠道菌群的组成，应与道家讲的辟谷"除三虫"作用有关联。唐宋时期，辟谷术进一步发展成熟。唐朝时期《幻真先生服内元气诀》《太上去三尸九虫保生经》《元阳子金液集》等著作均记载较多辟谷内容。例如《元阳子金液集》中描述："夫修大丹，志意岩谷，休粮停厨，昼夜精心专思，漏刻抽喊无差，不辞得失，希望丹成。"指出"休粮停厨"是修习道家内丹的一个途径，也说明辟谷术是道家修习的一个阶段。《幻真先生服内元气诀》中说："凡欲休粮，但依前勤修，三年之后，正气流通，髓实骨满，百神守位，三尸遁逃。如此渐不欲闻五味之气，常思不食，欲绝则绝，不为难也。但觉腹空，即须咽气，无问早晚，何论限约，久久自知节候。"指出辟谷是在道家养生功法修习过程中自然出现的不欲饮食的现象，并可出现感受天地之气变化"自知节候"的身体反应。宋朝后提及辟谷的道家著作也较多。《道枢》中有："故大丹之源……先去有为之心，修无为之体，更能辟谷调气，收视返听，即羽化可致矣。"指出辟谷是道家养生修习的成果。《金液还丹印证图》中说："清肠辟谷，厌市离尘，远采五芝，迩思三田。"指出辟谷可使人的心灵得到净化，但厌世离尘的说法为部分修习者消极避世的思想，不值得提倡。此期也有不认可辟谷的道家修习者，例如《玉溪子丹经指要》指出："辟谷不是道，饥馁伤肠胃……绝粒徒教肠胃空。"《析疑指迷论》曰："休粮而辟谷者，服饵而延形者，神向之所谓法有多门，而不能尽述也。略言数端，皆是小乘之邪法也。于戏，多迷于傍门，而不能悟其真道矣。所以学道者如牛毛，而了道者若麟角也。"

第二节　中医文献记载

辟谷最初为道家术语，是道家修炼的一种方法，但是由于其养生长寿及对各类慢性病治疗价值突出，为历代名医家所重视。突出代表为孙思邈、陶弘景、葛洪等人。孙思邈在《千金翼方·卷十三》中专论辟谷，收集辟谷方54首；陶弘景著有《断谷秘方》《服气导引》各一卷，内有较多辟谷养生内容，但可惜这两本书均已散失。《南史·隐逸传》中记载："（陶弘景）善辟谷导引之法，自隐处四十许年，年逾八十而有壮容。"《中华医典》是对中医古籍进行全面系统整理而制成的大型电子丛书。第5版的《中华医典》收录了中国历代医学古籍1156部，卷帙上万，共4亿多字，汇集了新中国成立前的历代主要中医著作，大致涵盖了至民国为止的中国医学文化建设的主要成就，是至今为止规模最为宏大的中医类电子丛书。我们以《中华医典》（第5版）电子版为资源，梳理辟谷在中医学术中的应用历史，为辟谷现代临床应用提供借鉴。辟谷中医文献中，有些为药物功效，有些收录辟谷药方，也有对于服气辟谷及其作用的描述。

医书虽对服药辟谷多有记载，但应用实例记载极少，且辟谷方药多标以"神仙辟谷方""真人休粮方"等名称，"神仙""真人"都是对道家修炼之人的称谓，也说明这些方剂只是作为修炼服气辟谷的辅助。北京中医药大学马芳芳教授通过文献分析，提出辟谷非平人养生法，一般人单纯通过服药辟谷不仅不能达到养生的目的，还可能对身体有害。首先古医书记载的辟谷方药炮制方法均繁杂，例如九蒸九晒等过程，在增加效果的同时，也是去除药物毒副作用的重要步骤，如无此过程，不能保证长期空腹或半空腹服药的安全性。其次某些药物非常稀有，例如古代黄精应为深山生长多年的稀品，而用现代种植的黄精则效果就大打折扣。无论从服药安全性还是辟谷药物的稀有性，以及药物炮制方法的繁杂性方面来说，都决定了服药辟谷非一般人所适用。因此，辟谷者应在养生功法练习基础上，在人体元气充足的前提条件下进行限食活动，可辅以药物，但要十分慎重。

一、中药功效

（一）唐朝以前本草

唐朝以前本草医书《名医别录》《本草经集注》《新修本草》《海药本草》《食疗本草》均收录具有辟谷功效的药物。《名医别录》收载药物中，合玉石、松根白皮具有辟谷功效。合玉石药物下记载："味甘，无毒。主益气，消渴，轻身，辟谷。生常山中丘，如鼃肪。"松药物下记载："根白皮，主辟谷，不饥。"《本草经集注》收录药物中，松根白皮、旋花根、合玉石均具有辟谷功效。旋花药物下记载其根"味辛，主腹中寒热邪气，利小便。久服不饥，轻身……东人呼为山姜，南人呼为美草，根似杜若，亦似高良姜。腹中冷痛，煮服甚效；作丸散服之，辟谷止饥。近有人从南还，遂用此术与人断谷，皆得半年百日不饥不瘦，但志浅嗜深，不能久服尔"。《新修本草》中具有辟谷功效的药物与《本草经集注》中完全相同，应为抄录《本草经集注》或更早医书上的记载。《海药本草》中乳头香、桄榔子木皮内面具有辟谷功效，均为摘录古医书之内容。具文中提及"乳头香，谨按《广志》云："生南海，是波斯松树脂也，紫赤如樱桃者为上。仙方多用辟谷，兼疗耳聋，中风口噤不语，善治妇人血气。"桄榔子，谨按《岭表录》云："生广南山谷，树身皮叶与蕃枣槟榔等小异，然叶下有发，如粗马尾，广人用织巾子，木皮内有面，食之，极有补益虚羸乏损，腰脚无力。久服轻身，辟谷。"《食疗本草》记录青粱米具有辟谷功效，"谨按：《灵宝五符经》中，白鲜米九蒸九曝，作辟谷粮。此文用青粱米，未见有别出处。其米微寒，常作饭食之。涩于黄，如白米，体性相似"。

（二）宋、元朝本草

宋、元朝本草中，《本草图经》中记载芜菁、油麻、生大豆均具有辟谷功效。"芜菁，其实夏秋熟时采之。仙方亦单服。用水煮三过，令苦味尽，曝干，捣筛，水服二钱匕，日三。久增服，可以辟谷"；"油麻，久食消人肌肉。生则寒，炒熟则热，仙方蒸以辟谷"；"生大豆，仙方修制黄末，可以辟谷，度饥岁，然多食令人体重，久则如故矣。"《证类本草》中收录旋花根、松根白皮、乳香（海药云：乳头香）、桄榔子、白油麻（图经曰：油麻）、生大豆、芜菁（芦菔）、合玉石、青粱米等均具有辟谷功效。《珍珠囊补遗药性赋》《增广和剂局方药性总论》亦收录松根白皮等药物，具有辟谷功效。

（三）明朝本草

明朝本草中，《神农本草经疏》《滇南本草》《本草品汇精要》《本草蒙筌》《本草纲目》《本草乘雅半偈》《本草征要》

《本草易读》《雷公炮制药性解》《本草通玄》《本草汇言》等诸多本草医书均收载药物具有辟谷功效。《神农本草经疏》中除生大豆外，尚收录菖蒲（其曰补五脏延年者，单指岩栖修炼之士，辟谷服饵之用）、天门冬（要之道书所录，皆指遗世独立，辟谷服饵之流者设，非谓恒人亦可望此也）、茯苓、大枣（久服轻身长年，不饥神仙也。然亦指辟谷修炼者言之，非恒人所能耳）等药物具有辟谷功效。《滇南本草》收录鹿竹（黄精）、粟米、金缠菜根（九蒸九晒熬成膏。味酸，无毒。能辟谷，久服令人面容肥白，能补肾添精，大补元气，稳齿乌须，延年益寿）具有辟谷功效。《本草纲目》除包括青玉（合玉石）、山姜（旋花根）、天门冬、白油麻、大豆、松根白皮、薰陆香（乳香）、茯苓、粳（青粱米）外，尚收录松脂、松叶、白茅根、生地黄、鬼臼（在《本经》的下品【校正】中并入《图经》琼田草）、猩猩肉、术（服之令人长生辟谷，致神仙，故有山精、仙术之号）等均具有辟谷功效。《雷公炮制药性解》收录松脂、松节、胡麻子具有辟谷功效。余书收录辟谷药物皆为前书提及药物。

（四）清朝本草

清朝本草除《本草崇原》中收录蚤休（一名河车，服食此草，又能辟谷，为修炼元真、胎息长生之药），《本草便读》收录榆白皮具有辟谷功效未见前书记录外，《本草备要》收录胡麻，《本草逢源》收录天门冬、松脂，《本草从新》收录胡麻，《本草崇原》收录松脂，《本草求真》收录生地黄，《本草述钩元》收录松脂，《药论》收录胡麻，《本草便读》收录黄精、松节，《神农本草经赞》收录鬼臼等药物辟谷功效均为前代本草医书提及。

二、辟谷方药

（一）唐朝时期

《千金翼方》是《备急千金要方》的续编，全书共 30 卷。卷十三辟谷篇共分为 6 节。"服茯苓第一"记载辟谷方 6 首，均以茯苓为主药，单药使用或配伍使用。"服松柏脂第二"记载方 20 首、论 1 首，以松脂、柏脂单药成方者，因炮制方法不同，各自为独立方，复方中配伍松实、柏实、菊花、桑寄生、羊脂、白蜡、白蜜、茯苓粉等。"服松柏实第三"则以松实柏实、松叶、柏叶为主药，单方或复方均有，记载辟谷方十九首。"酒膏散第四"记载辟谷方 6 首、论 1 首，方药分别为仙方凝灵膏、初精散方、白术酒方、枸杞酒方、灵飞散方。"服云母第五"记载方 3 首、论 1 首，其中云母粉单方 2 首、复方 1 首。"服水第六"记载论 1 首、法 7 首，并无药物，提出服水辟谷方法。文中提及辟谷有除百病、轻身、延年、益寿等作用。

（二）宋、元朝时期

1. 《太平圣惠方》

《太平圣惠方·卷第九十四·神仙方》记录神仙服胡麻法与神仙绝谷法。神仙服胡麻法下收录胡麻九蒸九曝单方，并言其长期服用可以"渐自不饥，除愈百病，长年不老，便欲辟谷亦得，勤而服之，成真人矣"。神仙绝谷法下收录各类辟谷方剂共 14 首，并以神仙辟谷驻颜方、真人绝粒长生方等命名，用以比喻辟谷养生长寿效果显著。

2. 《圣济总录》

《圣济总录·卷第一百九十八·神仙服饵门》，该卷下

"神仙统论""神仙草木药上""神仙辟谷"三部分均论及辟谷或收录辟谷方。"神仙草木药上"收录炼松脂方、绝谷升仙不食方、炼茯苓方等方剂共 39 首，大都有辟谷功效记录。"神仙辟谷"部分亦收录辟谷延年天门冬丸方、辟谷驻颜秘妙方、辟谷黄精地黄丸方等辟谷方 19 首。

3. 其他医书

《儒门事亲·十五卷·辟谷绝食》专列辟谷医方 3 首。首方名为辟谷方，指出服后颜色日增、气力加倍。并记录复谷方法，"若待吃食时分，用葵菜子三合为末，煎汤放冷服之。取其药如后，初间吃三、五日，白米稀粥汤，少少吃之，三日后，诸般食饮无避忌。此药大忌欲事。"第二方为茯苓饼子辟谷方，亦记录复食方法。第三方名为保命丹。《杨氏家藏方·卷二十·杂方五十八首》"立应散"部分记录辟谷方 1 首，以大豆与麻仁加工炮制而成。《活人事证方后集·服饵门》收录生大豆末在"仙方修制"中用于辟谷。《叶氏录验方·杂病》收录由大麻子、大黑豆组方炮制而成的无忘在陈丹，言其令人不饥耐老，轻身肥健，久服则可以辟谷。还收录神圣休粮药方，称服食之后则可长时不饥。另外《医心方》《养生类纂》《医说》均收录具有辟谷功效的方剂。

（三）明朝时期

1.《普济方》

《普济方·卷二百六十四·服饵门·神仙辟谷》专论辟谷原理及收录多首辟谷方。文中指出："人以胃气为本。水谷所以致养，山林之士，乃有休粮辟谷者，其说悉本神农之书。究其性味。非养气而轻身，则必坚重而却老。"文中引用《圣济总录》辟谷方 7 首，引用《危氏方》辟谷凝灵膏 1 首，引用

《圣惠方》辟谷方16首，引用《儒门事亲》辟谷方3首，引用《肘后方》辟谷方5首，引用《卫生家宝方》防饥备急固胃神方1首，引用《余居士选奇方》辟谷方两首，引用《圣便良方》神仙辟谷法1首，引用《十便良方》谷子煎法辟谷方1首，引用《本草方》辟谷方20首，另载有无出处辟谷方12首。共计引用医书10部，收录辟谷方69首。文中提及辟谷方具有补气血、轻身、延年、抗寒、耐暑、增力、美颜等功效。

2.《本草单方》

《本草单方·卷十九·服食》收录琼玉膏1首，为作者收录当时"铁瓮城申先生方"，方以生地黄汁、人参末、白茯苓末、白沙蜜混合封存加工而成，并言其"常服开心益智，发白返黑，齿落更生，辟谷延年，治痈疽痨瘵，咳嗽吐血等症"；卷十九下救荒部分收录"济饥辟谷仙方"1首，未注出处，用大豆、大麻子两味炮制加工而成；收录摘自《肘后方》的"荒年代粮方""荒年辟谷方""山中辟谷方"各1首，分别以糯米、粳米、白茅根单药炮制加工而成；另收录摘自《救荒本草》"断谷不饥方"1首，方下只收载"榆皮、檀皮，为末，日服数合"几个字的描述。

3. 其他

《寿世保元·卷十·救荒辟谷》收录了辟谷仙方、救荒代粮丸、防俭饼、辟谷散、长生不老辟谷丹、养元辟谷丹等辟谷方共7首，辟谷散下收录附方1首。《奇效良方·卷第二十一·诸虚门·诸虚通治方》记录辟谷方与辟谷松蜡丸各1首。《医便·卷一·男女论》收载养元辟谷丹方与辟谷休粮方各1首，并记录养元辟谷丹方可以"安五脏，消百病，和脾胃，补虚损，固元气，实精髓，能令瘦者肥，老者健，常服极效"。辟谷休粮方则说此方亦平和有理，但未经试。《万氏家抄济世良方·卷三·咳血》收录辟谷丹，以天门冬与熟地黄末加工而成。卷四服食部分收录松梅丸，文中提及同白茯苓末和炼蜜服，可以辟谷。《古今医统大全·卷九十五本草集要（下）·木部》亦记录松根白皮可辟谷不饥，"卷九十六·救荒本草·草部"记载黄精久食可长生辟谷。《医宗必读·卷四·本草徵要·谷部》记录胡麻具有轻身不老、长肌肤、填髓脑、辟谷延年等功效。《济阳纲目·卷六十下·衄血》治方收录天地丹，又名辟谷丹，由天冬、熟地黄制成。《济阳纲目·卷六十八下·延年复食方》收录松脂丸，由松脂、白茯苓组成，述其可长生辟谷。另外《厚生训纂》《养生四要》《保命歌括》《福寿丹书》均收录具有辟谷功效的方剂。

（四）清代民国医书

《惠直堂经验方·附·救荒门》收录救荒药方 11 首，大多方剂后主治功效内提及辟谷，并描述以上方药有增气力、养颜、轻身明目、除病等功效。《医剩》记载辟谷丹，作者自述在旧书摊购得古本《脉经》1 本，内夹纸 1 幅，为辟谷丹方。《行军方便便方·卷上·备豫》收录"行军辟谷不饥法方""李卫公行军不饥方"各 1 首，言食其可多日不饥，且可起到"颜色日增，力气加倍"等功效。《串雅外编·卷三·食品门》收录琼玉膏，与《本草单方》收载的相同。《潜斋简效方·救荒法》收录了简单而有验效救饥辟谷方 5 首。《济世全书·兑集卷八·救荒》亦收录养元辟谷丹，与《医便》收载的相同。《家用良方·卷六·各种补遗》收录辟谷方 1 首，以粳米单药，配合绍酒炮制加工而成。另外，《寿世编》《随息居饮食谱》《调疾饮食辩》《古今医案按选》《嬾园医语》均收录具有辟谷功效的方剂。

三、服气辟谷

（一）汉前《却谷食气》篇

发掘于 1972 年的湖南长沙马王堆汉墓，自发掘初期就引起了历史学界、考古学界、医学界的重大关注。马王堆三号墓中出土近 12 万字的帛书、简牍，其中包含医书 14 种，帛书 10 种，简牍 4 种。医书反映了我国古代的医学成就，是不可多得的珍稀古籍。在马王堆帛书的导引图前，有文字 26 行，每行 50 余字至 61 字，写在整幅帛上。此篇分两部分：第一部分是却谷食气，约 8 行余。第二部分从 9 行开始，是"经脉"部分。虽然《却谷食气》篇文字残缺较多，且文字意思晦涩难懂，但足以说明汉代之前辟谷技术就已经成为中医学的重要养生技术。

（二）《圣济总录》

《圣济总录·神仙统论》指出服气辟谷属于道家养生之术："昔黄帝问道于广成子，广成子曰：无视无听，抱神以静，形将自正，必静必清，无劳汝形，无摇汝精，乃可长生，所谓道者，如此而已，若夫飞丹炼石，导引按蹻，与夫服气辟谷，皆神仙之术所不废者，今具列云。"《圣济总录·神仙辟谷》记载："凡修行家，忽到深山无人之地，或堕涧谷深井之中，无食者，便应咽津饮水服气以代之。咽津法，开口舌柱上齿，取津咽之，一日得三百六十咽，佳，渐习至千咽，自然不饥，三五日中小疲极，过此渐觉轻强。饮水法……"《圣济总录·神仙导引》记载："他人须绝欲节晚食，道引般运，行之三年，自无疾病，然后减谷食面，以遣谷气，渐渐胎息休粮，从粗入细，不可顿也。"《圣济总录·神仙服气》记载："夫食五行气，饥取饱止，无时节也，虽服五行，当以六戊为主，朝食三十，暮食三十，取饱而已，日月长短，增减在己。""诸避世入山，欲绝谷不食，先知引三五七九之气，又当知六甲六丁，不尔者，但坐家修身，食三五七九气，口吐死气，日日不止，可以长生尔。""日日减食，朝朝服气，气即易成，昔人谓饥食自然气，渴饮华池浆者，此也。""凡服气，欲得身中百物不食，肠中滓秽既尽，气即易行，能忍心久坐，自觉精神有异，四体日盛。"以上记载均提出在减食或断食条件下，练功更易得气，且可起到养生长寿的作用。当然，此处神仙是道家用语，只是一种比喻方法，比喻道家修炼有成之人。

（三）《普济方》

《普济方》书中亦有较多描述服气辟谷及其方法的内容。如《普济方·导引法》记载："不息少食，裁通肠服气为食。"《普济方·服气法》记载："当食日减一口，十日后可不食。二日腹中或涓涓吞饥，取好枣九枚，方寸术饼九枚，食之。一日一夜，不过此也。不念食，即勿啖也。饮水，日可五升，亦可三升，勿绝也。口中常含枣核，令人爱气，且生津液。经曰：道者气也，爱气则得道，得道则长生。"书中还多次引用《圣济总录》中关于服气辟谷的内容。

（四）其他记载

《活人事证后方集·修养门》中记载较多服气导引的内容，其中一段休粮秘诀可作为服气辟谷的参考："以舌柱上腭，并料搅上下牙齿，内外取津液，至半口或满口，即咽之。咽了又以舌柱上腭……一夜咽之三百度、四百度，则自然不饥矣。三日、五日，前稍费力及疲倦。若过七日之后，当自惯熟，渐觉身体轻健……遇饮食要吃，不妨须先吃少薄粥，渐渐吃硬饭。盖缘久住饮食，肠肚狭窄。顿食恐致肚疼耳。"《类修要诀·胎息秘要歌诀》记载休粮歌诀 1 首："千旧功夫如不辍，心中渐得尸虫灭。更教充实三丹田，转得坚牢百骨节。只欲思惟断食因，懒将品味加餐啜。腹虚即咽下脐轮，元气便将为休绝……"此处描述虽有些晦涩难懂，但此描述的确为服气辟谷的方法。《寿世青编·疗心法言》描述服气辟谷的养生作用："《传》曰：杂食者，百病妖邪所钟。所食愈少，心愈开，年愈益，所食愈多，心愈塞，年愈损焉。所以服气者千年不死，故身飞于天，食谷者千百皆死，故形归于地。"此处千年不死、身飞于天等说法夸张荒谬，但指出了服气辟谷具有养生长寿作用。《寿世编·保养门》《养生类纂·总叙养生》也描述了服气者与食味者（饮食五味）寿命不同，认可服气辟谷的长寿作用。《苏沈良方·书辟谷说》以很短的篇幅记录了晋武帝时有人坠入洞穴而不能出，饥饿难耐之时，学洞中龟蛇吸初日光咽之，遂不复饥；并指出"辟谷之法以百数，此为上妙……此法甚易知易行，天下莫不能知。知者莫能行，何则？虚一而静者，世无有也"。《心医集·静功妙药前珍》讲述静功练习方法及作用，并言勤而习之，可以辟谷。

第三节 辟谷记载

一、张良辟谷

张良，字子房，秦末汉初杰出谋臣，河南颍川城父人，与韩信、萧何并称为"汉初三杰"。张良凭借出色的智谋，协助汉王刘邦赢得楚汉战争，建立大汉王朝，帮助吕后之子刘盈成为皇太子，册封为留侯。张良去世后，谥号文成。《史记·留侯世家》专门记载了张良的生平。汉高祖刘邦在洛阳南宫评价他说："夫运筹策帷帐之中，决胜于千里之外，吾不如子房。"张良因多病而辞官，相传从赤松子云游，行辟谷之术，养出长命百岁。《纲鉴易知录·汉高帝五年》中有"张良谢病辟谷"的记载。原汉中地区文化馆陈显远对张良辟谷事迹进行了文献考证。据其考证，《续修陕西省通志稿》中载："留侯张子房辟谷处：在（留坝）紫柏山，有碑。"《汉中府志》载："张良辟谷处：（城固）县北三十里白云山，唐武德三年（620年）置白云县。东有神崖山，南有骆驼巷，西连牛蹄岭，北接龙泉山，多产药材。""紫柏山：（留坝）厅西北五十里，层峦耸秀，古柏阴森，山顶暨山椒（"椒"应为"坳"）均有留侯祠，相传子房辟谷于此。"《城固县志》载："张良字子房，襄陵人。先事韩，及秦灭韩，遂辅汉蹙秦。定天下，封留侯，曰：'愿弃人间事，从赤松子游。'乃辟谷于白云山，今名子房山。"这些文献对张良辟谷地点及意图进行了描述，证实了张良辟谷的真实性。

二、郗俭辟谷

成都武侯祠博物馆赵彬对三国时期辟谷者郗俭及其事迹进行了文献考证。三国时期，曹操为了稳定自己的政权，将其控制的北方地区十余位社会影响较大的方士，如华佗、左慈、甘始、郗俭等召集到许都和邺城加以控制使用，并让以辟谷著称的郗俭做了这些方士的领袖。华佗是中国古代的医圣级人物，曹操让以辟谷著称的郗俭做这些方士的领袖，足见其对辟谷养生术的重视程度。郗俭被曹操召集的相关内容，在西晋张华的《博物志》、裴松之注《三国志》和范晔的《后汉书》中都有记载。根据记载华佗征召的方士包括：上党王真，陇西封君达，甘陵甘始，鲁女生，谯国华佗字元化，东郭延年，唐霅，冷寿光，河南卜式，张貂，蓟子训，汝南费长房，鲜奴辜，魏国军史河南赵圣卿，阳城郗俭字孟节，庐江左慈字元放。裴松之注《三国志·方技传》记载："东阿王作辩道论曰：'世有方士，吾王悉所招致。甘陵有甘始，庐江有左慈，阳城有郗俭。始能行气导引，慈晓房中之术，俭善辟谷，悉号三百岁……余尝试郗俭绝谷百日，躬与之寝处，行步起居自若也。夫人不食七日则死，而俭乃如是，然必不益寿，可以疗疾而不惮饥馑焉！'"此处东阿王即曹植，曹植是曹操的儿子，又是当时的大文学家，曹植为了考证辟谷及其疗效，亲自与郗俭一起居住，对其起居活动进行考察，并评价辟谷术可以治疗疾病与养生长寿，一国国君之子对辟谷术的亲身考证，也可见辟谷技术的养生价值。《后汉书·方术列传》载："《博物志·方士》记载：'汉世异术之士甚众，虽云不经，而亦有不可诬，故简其美者列于传末……甘始、元放、延年皆为操所录，问其术而行之。君达号'青牛师'。凡此数人，皆百余岁及二百岁也……（郗俭）亦有室家。为人质谨不妄言，似士君子。曹操使领诸方士焉。'"

有关郗俭辟谷的资料，在《艺文类聚》《太平御览》以及《天中记》等6种古籍中都有记载，以唐代《艺文类聚》记载最为详尽。书中，欧阳询对郗俭"得道"做了以下描述：（《抱朴子》）又曰："城阳郗俭，少时行猎，坠空冢中。饥饿，见冢中先有大龟，数数回转，所向无常，张口吞气，或俛或仰。俭素亦闻龟能导引，乃试随龟所为，遂不复饥，百余日，颇苦极。后人有偶窥冢中，见俭而出之，后竟能咽气断谷。魏王召置土室中闭试之，一年不食，颜色悦泽，气力自若。"

三、李叔同辟谷 21 天

李叔同（1880—1942 年），原名文涛，字息霜，号弘一，别号漱筒，是我国近代著名音乐家、美术教育家、书法家、戏剧活动家，也是中国话剧的开拓者之一。他曾去日本留学，归国后担任过教师、编辑等职，后剃度为僧，法名演音，晚号晚晴老人，后被人尊称为弘一法师。在中国近百年文化发展史中，李叔同是学术界公认的通才和奇才，作为中国新文化运动的先驱者，他最早将西方油画、钢琴、话剧等引入国内，且以擅长书法、工诗词、通丹、达音律、精金石、善演艺而驰名于世。

李叔同先生曾经进行 21 天辟谷体验，由开始减食到完全断食，共经 8 日。完全断食 7 日，由完全断食到恢复日常饮食，经 6 日。减食和增食的过程中，他以粥代饭，使身体可以逐步适应食量的转变。断食期间，弘一法师不作任何世俗应酬，给自己的日常功课只是习字、作印和静坐。在全辟谷期间，他只饮清泉水。7 天的时间不但身体没有任何不适，思想也并没有因为养分汲取的减少而受到影响。弘一法师的辟谷日志，是自古以来有关辟谷的一份实录。对其辟谷一事，1996 年顾启欧先生、2015 年柴玉先生都撰文进行了整理报道，其中柴玉还整理了李叔同先生的部分辟谷日记，现摘录如下。

第一天：民国五年，丙辰十一月二十九日。不会任何亲友，不拆任何函件，不问任何事务，断食中尽量谢绝一切谈话。整天定课是练字、作印、静坐三个段落。食量：早餐，一碗粥；中餐，一碗半饭，一碗菜；晚餐，一碗饭及小菜，这是平日三分之二的食量。晚间，准备笔、墨、纸，明天开始习字。

第二天：丙辰十一月三十日。清早六时起床，静坐片刻，盥洗，六点半以后，习字一点钟。早餐，粥大半碗。饭后，静坐，九时起，习字一点钟。午餐，饭菜各一碗，十二点后，午眠。下午二时起，静坐。三点钟起，习字，饥肠辘辘。晚餐，饭菜各一碗，饭后，静坐片刻就寝。

第三天：丙辰十二月一日。六时起身，静坐。习字功课如昨。早餐，粥半碗，较昨日为稀。中餐，饭菜各一碗。午后小眠，习字如昨。傍晚，腹中如火焚。晚餐，饭半碗。逐日减少活动，以静、定、安、虑作为生活中心。

第四天：丙辰十二月二日。清晨，习字，静坐如常。早餐，稀粥半碗。中餐，改吃粥及菜合一碗。傍晚，空腹时，腹中熊熊然。坚定信念，习字，静坐。精神稍感减衰，镜中看人，略见瘦削。晚餐，稀粥半小碗，六时入睡。

第五天：丙辰十二月三日。晨起，精神渐渐轻快。早餐，稀粥半碗。中餐，稀粥一碗，菜少许。晚餐谢绝，但饮虎跑冷泉一杯。精神翕然，腹内干燥减少。静坐，习字如普。晚六时入睡，无梦。

第六天：丙辰十二月四日：晨起，泉水一大杯，绝稀粥。静坐以待寂灭，习字以观性灵。中餐，稀粥半碗，菜少许。傍晚，泉水一杯。习字，静坐如常。晚六时入睡。

第七天：丙辰十二月五日。晨起，饮泉水一杯，清凉可口。习字，静坐。精神稳定，腹中舒泰。中餐，稀粥半小碗，无菜。晚，泉水一杯。六时入眠，安静，无梦，轻快。

第八天（全辟谷第一日）：丙辰十二月六日。今天，整日饮甘泉。断绝人间烟火，习字，静坐。思丝、虑缕，脉脉可见。文思渐起，不能自已。晚间日落时入眠。

第九至十一天（全辟谷第二至四日）：丙辰十二月七、八、九日。静坐习字饮甘泉水。无梦，无挂，无虑，心清，意净，体轻。饮食，生理上之习惯而已！静坐时，耳根灵明，大地间无不是众生嗷嗷不息之声。晚六时入睡。

第十二至十三天（全辟谷第五、六日）：丙辰十二月十、十一日，精神界一片灵明，思潮澎湃不已。法喜无垠。

第十四天（全辟谷第七日）：丙辰十二月十二日。作印一方："不食人间烟火。"空空洞洞，既悲而欣。

第十五天（复谷第一日）：丙辰十二月十三日。依法中餐恢复稀粥半小碗。静坐，习字如昔。

第十六天（复谷第二日）：丙辰十二月十四日。饮食逐次增进。治印"一息尚存"。心胃开阔，饭食奇香。

第十七天（复谷第三日）：丙辰十二月十五日。丏尊当不知我来此间实行断食也，一切如旧，中餐用菜。署别名：李婴。老子云："能如婴儿乎？"

第十八天（复谷第四日）：丙辰十二月十六日。中餐改用饭菜。习字，静坐，作室内散步。

第十九至二十天（复谷第五、六日）：丙辰十二月十七至十八日。七天不食人间烟火，精神、笔力、思考奇利。

第二十一天（复谷第七日）：丙辰十二月十九日。整理各式书法一百余幅，印数方，回校。

四、其他记载

寇谦之，字辅真，冯翊万年（今陕西省西安市阎良区武屯乡境内）人，生长在一个官宦家庭，父寇修之，官至太守；长兄寇赞，三十岁即为县令。寇谦之身为太守之子，与其徒弟均好辟谷，且均老有少容。寇谦之及其弟子辟谷事例在《魏书》《北史》中均有记载，《魏书·卷一百一十四·志·第二十释老十》云："（寇谦之）遂得辟谷，气盛体轻，颜色殊丽。"《北史·卷二十七·列传·第十五》云："皎为寇谦之弟子，遂服气绝粒数十年，隐于恒山。年九十余，颜如少童。"陶弘景是我国著名的医药学家，生活于南朝，历经宋、齐、梁三朝，是当时一个有相当有影响的人物，对本草学贡献尤大，其著作颇多，其中《养性延命录》是其代表著作。其在《养性延命录·教诫篇》引用《神农本草经》对辟谷的评价"食谷者，智慧聪明；食石者，肥泽不老（谓炼五石也）；食芝者，延年不死；食元气者，地不能埋，天不能杀。"《梁书·卷第五十一·列传·第四十五处士》云："弘景为人，圆通谦谨，出处冥会，心如明镜，遇物便了，言无烦舛，有亦辄觉……善辟谷导引之法，年逾八十而有壮容。"《大戴礼记·易本命》记载："食肉者勇敢而悍，食谷者智慧而巧，食气者神明而寿，不食者不死而神。"这里的"不食"即辟谷，不食五谷。《淮南子·人间》也记载春秋时鲁国人单豹不食五谷，仅喝溪水，年届七十犹有童子颜色。《旧唐书·卷一百九十二·列传·第一百四十二隐逸》云："（潘）师正清净寡欲，居于嵩山之逍遥谷，积二十余年，但服松叶饮水而已……师正以永淳元年卒，时年九十八。高宗及天后追思不已，赠太中大夫，赐谥曰体玄先生。"《宋史·卷四百五十七·列传·第二百一十六隐逸上》云："（陈抟）因服气辟谷历二十余年，但日饮酒数杯。移居华山云台观，又止少华石室。每寝处，多百余日不起。"《宋史·卷四百五十九·列传·第二百一十八隐逸下》云："（刘庭式）绝粒不食，目奕奕有紫光，步上下峻坂如飞，以高寿终。"《隋书·卷七十七·列传·第四十二隐逸》称："时有建安宋玉泉、会稽孔道茂、丹阳王远知等，亦行辟谷，以松水自给，皆为炀帝所重。"这些文字自三国及宋，或言道士因辟谷身康体健、年寿高迈，或言帝王君主对辟谷道士的推崇。

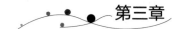

第三章

养生功法基础知识

养生功法自古有之，受中国儒家、道家、佛家思想的影响，逐渐形成了儒家的坐忘、道家的内丹修炼以及佛家的坐禅修习方式。中国武术自古流传，武术养生功法历史也源远流长。养生功法在中国民间也广泛流传，形成了许多独特的练习方式。自古医家都十分重视养生功法的健身、医疗作用，形成了独特的医家养生功法，例如推拿功法、五禽戏、六字诀等。

第一节 养生功法基本理论知识

刘天君、章文春主编的全国中医药行业高等教育"十三五"规划教材《中医气功学》（中国中医药出版社出版），对养生功法一词的来源、起源、中医气功学的概念及特点，主要功法流派等内容进行了详细论述，这里我们对其进行了借鉴与部分摘录，以使读者详细了解养生功法基本理论知识。

一、养生功法概念及特点

虽然中国养生功法有着悠久的历史传承，在古代并未使用气功一词进行养生功法的表述，进入现代才使用气功表述养生功法的练习。"气功"一词逐渐为大众知晓并熟悉，是新中国成立以后的事情。由于中国古代修炼技术众多，气功一词也逐渐成为中国古代各种修炼技术的统称。

据《中医气功学》一书考证，"气功"一词出现的最早文献见于《灵剑子·松沙记》，内有"学道之士，初广布阴骘，先行气功，持内丹长生久视之法，气成之后，方修大药"的记载。灵剑子即晋代道家修炼者许逊，因此该书应成书于晋代，有人认为该书是作者托许逊所著，成书年代晚于晋代，但据考证，该书最晚也应成书于隋唐时期。气功一词在该书中意指修炼，但该词语只是见于这本书中，在这个时期，气功并不是对修炼功法的广泛称呼，其后也并未广泛采用。各家修炼学派对养生功法修炼均有自己的特定称谓：例如佛家使用禅定；道家使用内丹；儒家使用心斋、坐忘；医家使用导引；武术使用内功、站桩等。

新中国成立后，由于养生功法临床疗效显著，受到了大家的重视，并希望将其应用于防病保健。刘贵珍是将养生功法应用于临床防治疾病的代表，临床应用养生功法防治各类疾病起到了很好的效果，并受上级部门委托创建养生功法练习基地。经过反复斟酌，最后使用气功疗养所来命名该养生功法练习基地，气功一词也就应运而生，逐渐被使用于中医临床和养生领域中，成为大家对古代养生功法的共同称谓，现在"气功"一词已经被直接音译为英语、德语、法语等语言。

中医气功学是以中医学基本理论知识为指导，将养生功法应用于中医养生、保健、治疗中，有其自身的特征。中医气功学在功法的选择上并不拘泥于某一功法或某一家传承，凡能够发挥养生和治疗目的养生功法，只要能起到养生长寿、防病保健等作用，均可成为医家气功，并在中医基础理论的指导下，应用于临床。

刘天君教授主编的《中医气功学》将养生功法定义为：

气功是调身、调息、调心"三调合一"的身心锻炼技能。这一概念表达了以下四层含义。

第一，养生功法练习包括了对人身体生理功能、气息（十二经脉是人体气血运行的通道）以及心神的综合调节，也就是气功三调——调身、调息、调心。

第二，养生功法的本质特征是"三调合一"。中医理论认为，精、气、神是人体必不可少的三要素，三者相互依存，密不可分，本为一体，因此养生功法练习对三者的调节也必然没有明显的区别，也就是"三调合一"状态。

第三，从学科分类角度来说，养生功法涉及中国古典哲学、心理学、生理学等诸多内容，养生功法是心身两方面的锻炼，既区别于心理学、哲学，又区别于体育与体操。养生功法练习是一个与心理学、哲学、运动医学等均高度相关的综合性的学科。

第四，从学科知识属性来说，养生功法属于技能性类知识，最终要将养生功法的理论知识落实到练习实践，这不仅强调了养生功法练习的操作性与技巧性，还将其与理论性的知识区别开来，还区别开了养生功法与宗教，宗教需要由信仰而进入，养生功法需要反复练习，不断熟练最后达到掌握的目的。

"三调合一"是养生功法区别于其他操作锻炼的本质特征。无论佛家的禅定，道家的内丹、周天，儒家的心斋、坐忘，还是武术的站桩、套路动作，其操作要领都必然包括调节身体姿势、调节气息、调节心神的部分。虽然各有偏重，具体功法操作分解下来，都是由这三者组成的。很多人提出太极拳、八段锦、武术套路算不算养生功法，答案是肯定的，这些功法均可归类为养生功法的范畴。练习太极拳、八段锦、易筋经、武术功法等套路动功时，要练习"三调合一"的感觉，养生功法练习达到"三调合一"的境界，必然会补足人体精气神，使练习者感到精气充足、精力充沛，进而改善身体健康状况。"三调合一"的关键在于处于忘记与清醒的交界点，练功中做到似练非练，似乎已经忘却自己在刻意做某些动作、忘却自己在调节自己的气息，甚至似乎已经忘却自己在练功，但是又不像睡眠状态，睡眠状态是彻底的忘却，并没有清醒的成分。而养生功法状态并不是彻底的睡眠状态，仍然保持着身、心、息的清灵状态，正如《道德经》中所言："恍兮惚兮，其中有物；恍兮惚兮，其中有象！"这正是对"三调合一"境界的最恰当描述。任何一种体育活动，都包含了三调技术，也具有健身的作用，但其之所以不能称之为功法，就在于体育活动时身、心、息的操作独立性很强，例如体操活动，练习者必然格外关注动作的标准性，而心理和气息的调节，都是配合动作而做，极少能够达到养生功法练习的"三调合一"境界。当然若练习者专心练习，对动作又极度熟练，心无杂念，练习时也可能会处于一种身、心、息浑然一体的状态，这时虽然做的是体操动作，但是已经可以说进入了养生功法练习的状态。因此，只要有心练习，站、坐、卧皆可练功，对自己的健康均可以起到养护作用。"三调合一"是练功达到一定阶段后，自然能够进入的一种特殊身体状态，练功之初需要有老师的指点，长期练习就需要有一种淡然的心态，做任何事情都需要宁心静气，保持这种安静自然的状态。境界需要积累，也就是需要"功夫"，因此养生功法练习也叫作练功，具体方法就叫作功法。另外，虽然养生功法是一种技能，但技能同样需要理论的支撑，并在理论的指导下不断实践操作熟练。比如骑自行车，明白怎么骑自行车，并不必然会骑自行车，还需要反复进行练习，才能掌握，但只是反复练习，不去总结，就不会有技术上的升华。因而，强调养生功法的技能属性，也相当于告诉我们学好养生功法，练习作用的举足轻重，只有通过反复持续的练习，才能熟稔一种功法，才能体会到"三调合一"的状态。

中医养生功法是养生功法的一大分支，因而从操作技术而言，必然具备三调，同时也需要达到"三调合一"；从目的上而言，中医养生功法的首要目标是医疗。换言之，只要产生疗效的功法，都可以纳入中医养生功法的范畴。

中医经典著作《素问·上古天真论》中"余闻上古有真人者，提挈天地，把握阴阳，呼吸精气，独立守神，肌肉若一，故能寿蔽天地，无有终时，此其道生"的记载，即是对养生功法定义、作用机理、效果的高度概括。"呼吸精气"即是调息，"独立守神"即是调身，"肌肉若一"即是调身和"三调合一"，"寿蔽天地"描述的练功效果，把握阴阳是其根本的作用机理。

中医治疗疾病主要依靠三大类手段：依靠中药、依靠经络、依靠养生功法。中药是阴阳的应用，经络是阴阳的体现，而养生功法则"把握"阴阳，即有可以直接改变阴阳的能力。养生功法治病首先需要一个积累的过程，这个过程因人而异，或长或短，但是都需要反复和持续的练习，才能够获得并保持稳定。

养生功法，从某种意义上讲，跳出了阴阳的范畴，所以其治疗疾病的特异性不显著。佛教以获得般若智慧为最根本目的，其修炼技术本身并不特别强调治病，但是具体操作技术也有一定的医疗效果，甚至有些功法直接治疗某些疾病，如止观法门，因而如何借鉴佛教中的修炼技术，其实是丰富中医养生功法的很重要途径。

道家养生功法以追求个人长生不老为最终宗旨，长生不老的目的如能达成，也即意味着百病不侵，所以从这个意义上讲，道教中的操作技术，其实都可以算作中医养生功法的内容。

儒家养生功法和武家养生功法其实也存在同样的价值，因而中医养生功法融合了佛、道、儒、武等养生健体的操作技术，呈现出百家争鸣的状态，在历史发展的长河中，各时期医家的临床实践不断丰富和滋养着中医养生功法，逐渐形成了现在中医养生功法百花齐放的格局。

二、主要功法流派概述

中国历史悠久，中国文化更是博大精深。据考证，养生功法来源于原始人类的自我保健方法，《吕氏春秋·卷五·仲夏季·古乐》中就有记载："昔陶唐氏之始，阴多，滞伏而湛积，水道壅塞，不行其原，民气郁阏而滞著，筋骨瑟缩不达，故作为舞以宣导之。"这可能与养生动功的起源息息相关。《素问·异法方宜论》中记载："中央者，其地平以湿，天地所以生万物也众。其民食杂而不劳，故其病多痿厥寒热。其治宜导引按跷，故导引按跷者，亦从中央出也。"明确了导引按跷的作用，并总结当时的中医治疗方法为"砭石、毒药、艾焫、九针、导引、按跷"，导引即养生功法，按跷就是在养生功法态下进行的推拿按摩操作。养生功法在漫长的历史发展过程中，形成了不同的功法学术流派。其中尤以佛、道、儒、医、武诸家的影响最为明显。

（一）医家功法

医家功法锻炼目的最为明确，也相对最为包容，只要能够强身健体、祛病延年者，经过中医基本理论的阐释，再经医家改良，就可为我所用。因此医家养生功法也是各家养生功法中发展最快，普及最广，内容最丰富的一个流派。医家养生功法的主要特点体现在以下几方面。

1. 以中医理论作为基本指导思想，用科学的中医理论解释养生功法反应及练习效果，练习者练习不易出现偏差。

2. 医家养生功法更多地应用于疾患人群，功法更适宜于疾患人群习练，动作简单易学，功理清晰，易于理解，效果明显。代表性的医家功法有五禽戏、六字诀、八段锦、易筋经等。

3. 功法选择不论门派，因临床治疗或养生康复的需要，灵活选用各家功法。

（二）道家功法

道家思想源于先秦时期的老子、庄子思想，道家功法源于以老子、庄子为代表的道家思想。道教则在汉朝以后才形成，并将道家功法一代代传承与应用。道家功法的最主要特点是性命双修，在修习身体保存生命的前提条件下，修习心性，体现了中医学心身合一的整体观思想。道家功法性命双修的特点也与中医学心身合一的观点相吻合，体现了中医学精、气、神互根互用的思想。

虽然老子、庄子的著作涉及面很广，论述了天地人之道，许多学科都可以将其作为借鉴，但是老子的《道德经》以及庄子的诸多著作中都蕴含了道家功法修炼的真谛，对于修习养生功法者来说值得仔细品读。内丹术是道家功法的代表，中医学丹田等名词也与内丹术修习体会相关。一代代道家修习者形成了许多著作，代表性的著作如东汉魏伯阳的《周易参同契》、魏晋南北朝时的《黄庭经》，唐代的《钟吕传道集》，北宋张伯端的《悟真篇》、张君房的《云笈七签》，明清时期张三丰的《玄机直讲》、伍守阳的《天仙正理直论》等。

（三）佛家功法

佛家思想起源于印度，并由此产生佛教，佛教于东汉初年传入中国。与道家"性命双修"不同，佛家功法强调"修心"，功法以禅修为代表，因此也有"佛家守空，道家守中"的说法，强调明心见性。佛家功以修禅为本，不过，由于佛教的流派较多，所以功法也有很多区别，修禅一般又可分成小乘法和大乘法两种。河北省医疗气功医院的内养功法，就是经过改编的佛家功法。

（四）儒家养生功法

儒家思想是先秦诸子百家学说之一，源于孔子。儒家思想强调修身、治国、平天下，与道家及佛家出世修习不同，儒家强调入世。孔子和他的学生是儒家功法最早的倡导者和实践者。被郭沫若先生称为"静坐的起始"的"坐忘"与"心斋"即出于孔子师徒之手。战国时期孟子提出的养"浩然之气"，是儒家养生功法体系的进一步的发展。两汉时期，刘安的《淮南子》提出"夫精神气志者，静而日充者以壮，躁而日耗者以老""静默恬惔，所以养性也""是故真人之所游，若吹呴呼吸，吐故纳新，熊经鸟伸，凫浴猿躩，鸱视虎顾，是养形之人也"等思想，丰富了儒家功法的内涵。

（五）武术功法

武术的最终目的是用来击打防身，武术功法的首要目的是增强击打的有效性，另一目的是强健体魄。只有身体强健了，才能更好地增强气力及应用武术动作。武术功法强调把神气集中到形上，加强形的功能，"内练一口气，外练筋骨皮""练拳不练功，到老一世空"等俗语均说明了武术功法对于武术技击的重要性。中国武术流派众多，武术功法也随之形成了诸多流派，例如武当派、少林派、峨眉派、昆仑派、南宫派等，包括轻功、硬气功以及点穴等内容。太极拳、形意拳、八卦拳、易筋经、少林内功、峨眉庄法等均是武术功法的代表。

三、养生功法的特点

（一）强调心身合一

1. 精、气、神密不可分

江西中医药大学章文春教授对中医精气神学说有较深入的研究，并以中医精、气、神学说为基础，提出形、气、神三位一体的理论。形为气之舍，气为形之充。形作为生命的房舍，它是气存在、运行、变化的场所。正所谓，皮之不存毛将焉附。以此言之，形气关系，从根本上来说就是形体强弱与正气盛衰的关系。故《素问·刺志论》曰："气实形实，气虚形虚，此其常也，反此者病。"形气不可分离，形体动作具有明显的疏导气机的作用，养生功法练习中，形松才可得气，气通则形体自正。

神依附于形，神为形之主。神不能离开形体而独立存在，形完则神俱，形是神的依附。故《素问·上古天真论》说："形体不敝，精神不散。"张景岳也强调"神依形生""无形则神无以生"。《素问·宣明五气论》中更为明确地说："心藏神，肺藏魄，肝藏魂，脾藏意，肾藏志。"神、魂、魄、意、志名虽不同，但皆属于神的范畴。因此，五脏皆可称为神之宅，为藏神之处。另一方面，神具有调控主导形的功能作用。人的精神意识对人体生命活动具有主导和调控作用。《灵枢·天年》曰："百岁，五脏皆虚，神气皆去，形骸独居而终矣。"总之，形为神之宅，神乃形之主无神则形不可活，无形则神无以附。两者相辅相成，不可分离，离则为死，谐则为生。

神为气之主，气为神之充。神作为人体生命的主宰，首先表现在对人体气机的影响。神可驭气，气能留形，气定则神闲，反之气不定则神乱。《素问·上古天真论》中说："恬惔虚无，真气从之，精神内守，病安从来。"心神安定，神不外驰，则人体精气各从其顺，身体健康。反之，则人体之气会出现不平衡的现象。正如《素问·举痛论》所说的"怒则气上""喜则气缓""思则气结""悲则气消""恐则气下""惊则气乱"等。

2. 身、心、息密不可分

《淮南子·原道训》中指出："夫形者，生之舍也；气者，生之充也；神者，生之制也。一失位，则三者伤矣。"亦如《道家养生要言辑要》所说"气者形之根，形者气之宅，神形之具，令人相因而立，若一事有失，即不合于理，安能久立哉"。可见，生命的这三个要素各司其职，三者是相互依存、相互联系的整体。没有形则神气无所依附，人的生命也就无从谈起；没有气则无生命的有机活动，气失于升降出入而"神机化灭"；生命活动没有神的调控则"气乱、精离""形乃大伤"。身、心、息都是人体存在的根本，身体是心神所依附的必然存在，而心神又为身体注入活力，二者相互依存，密不可分，而气血为两者结合的枢纽。因此，身、心、息是人体存在的根本三要素，三者密不可分，合而为一则为人。

（二）强调神为主导

《素问·灵兰秘典》说："心者，君主之官也，神明出焉。"并进一步指出："主明则下安，以此养生则寿，殁世不殆，以为天下则大昌。主不明则十二官危，使道闭塞而不通，形乃大伤，以此养生则殃。"可见，在人体形气神三个生命要素当中，神是人生命活动的主宰，调神在三调中起着主导作用。《灵枢·本脏》更是指出："志意者，所以御精神，收魂魄，适寒温，和喜怒者也……志意和则精神专直，魂魄不散，悔怒不起，五脏不受邪矣。"这里明确指出人的意识可以统御精神活动，收摄魂魄，调节人体对冷热刺激的适应能力和情志变化。如果意识清晰，就会精神集中，思维敏捷，魂魄安定，就不会起懊悔、愤怒等过度的情绪，五脏也就不会受到外邪的干扰。因此，在养生功法练习中特别强调神的主导作用，重视三调。陶弘景在《养性延命录·教戒篇》中引用《小有经》的话："多思则神怠，多念则志散，多欲则损智，多事则形疲，多语则气争，多笑则伤脏，多愁则心慑，多乐则意溢，多喜则忘错昏乱，多怒则百脉不定，多好则专迷不治，多恶则焦煎无欢。此十二多不除，丧生之本也。无多者，几乎真人大计。"引用彭祖的话："道不在烦，但能不思衣，不思食，不思声，不思色，不思胜，不思负，不思失，不思得，不思荣，不思辱，心不劳，形不极，常导引纳气胎息尔，可得千岁。"

养生功法练习，要始终注意功内功外调摄自己的心神，方可达到保健养生的目的。

第二节　养生功法练习方法与练习反应

一、养生功法练习方法

（一）养生功法调身

养生功法调身包括静功调身与动功调身。静功调身是身体保持某一固定姿势不变，动功调身则有一定的动作。

1. 静功调身

静功练习时应选择安静、舒适的环境。练习时注意舒展眉头，并面带微笑。微笑有利于练功时的放松。双眼轻闭，使心神安宁，呼吸均匀，并将意念似守非守地置于下丹田。口要轻轻闭合，舌应自然置放。许多功法要求舌抵上腭，是为了接通任脉。舌抵上腭应抵在上腭与牙齿的交接处，轻触即止，无抵抗之意。静功的特点是外静内动，所谓静极生动。静功练习重视体会体内气机发动变化时带来的身体反应。

根据练功时姿势的不同，静功分为坐式、卧式和站式。

（1）坐式：坐式是静功练习最常采用的姿势，采用坐式进行锻炼的静功亦称静坐、坐忘、打坐等，坐式是练习静功最常用的姿势，坐式一般采用盘坐、平坐、靠坐等。

盘坐：盘坐是静坐练习最适宜的姿势，更易进入形神合一的养生功法练习境界。练功有素者一般多采用盘坐进行静坐练习。由于佛家修炼多采用盘坐的形式，因此盘坐又常被称为坐禅。按盘坐姿势，盘坐可分为自然盘、单盘、双盘三种。盘坐的坐具一般使用专用的盘坐垫、矮方凳，或直接在床、炕上进行盘坐，也可在地面直接铺较厚的软垫进行盘坐。盘坐时可将臀部稍稍垫高一些，高度以盘坐舒适为度。盘坐时应头正颈松、口眼轻闭，松肩坠肘，含胸拔背，腰部自然伸直，基本要求同站式（见后）。双上臂自然下垂，双手分别放于大腿上，掌心向上向下均可；也可相叠平放于两腿间。待进入形神合一的养生功法态后，可不必过于纠正姿势，以免影响养生功法状态的保持。

①自然盘：自然盘也称散盘，两腿交叉盘起，左压右或右压左均可，两足均放于坐具上，可以分别压在对侧膝下。见图

3-1。一般初学盘坐者，单盘或双盘较为困难，建议可由自然盘练起。

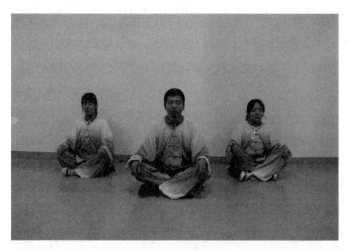

图3-1 自然盘

②单盘：单盘指盘坐时将一条腿盘在另一条腿上，足部置于另一条腿的大腿处，左压右或右压左均可，根据个人习惯而定。练习盘坐日久，可由自然盘过渡到单盘，练习时间以双腿不产生过度酸麻为宜。若练习时双腿过于酸麻，会产生烦躁而严重影响练功入静，一般感到不适时，可改为自然盘或平坐的姿势继续进行练习。

③双盘：双盘是指盘坐时先将左足或右足放在对侧大腿上，然后又将对侧小腿与足盘上来，放在左侧或右侧大腿上，两足心均向上且不接触坐具。练习单盘日久，可由单盘过渡到双盘，练习时间以双腿不产生过度酸麻为宜。部分初习盘坐者，长时间双盘不会产生不适，则可直接从双盘练起。

平坐：平坐是指直接平坐于坐具上，要求坐具高度应与小腿长度相差不大，坐下后大腿基本平直，两膝弯曲接近90°。

坐于椅凳上时，不要坐满，只坐椅凳的前1/3，头部、上身及腰部的姿势要求同盘坐。见图3-2。年老腿脚不利、腿脚较硬不利于盘坐者可采用平坐练功。如盘坐器具不合适时，也可临时应用平坐进行坐式练习。

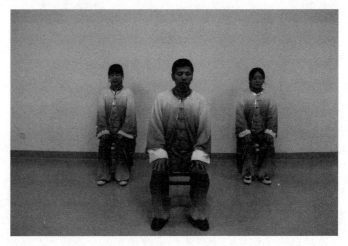

图3-2 平坐

靠坐：靠坐是指背部轻靠在椅背、沙发或靠具之上，其余姿势均与平坐相仿。靠坐时两足可略前伸、头部可略后倾，以保持身体舒适。年老体弱、慢病体衰者，平坐较困难或不适宜长久平坐，可使用靠坐姿势进行坐式练习。

（2）卧式：卧式是静功练习中坐式的补充，采用卧式进行锻炼的静功亦称卧功、睡功等。卧式一般采用仰卧、侧卧、半卧等，卧式时枕头不可过高或过低，以舒适为度。睡前打坐完毕，平躺不能立即入睡者，可继续进行卧式静功练习，直至入睡。年老体衰或患病不能起床者，亦可采用卧式进行静功练习。

①仰卧：仰卧是卧式常用姿势。平躺在床，头身正直，口

眼轻闭，四肢自然伸展，两腿可依据个人习惯稍稍分开，双臂自然分放在身体两侧，或双臂曲肘向内，两手叠放于下丹田位置。

②侧卧：侧卧也是卧式常用姿势，右侧卧较好，以防压迫心脏。侧卧时口眼轻闭，头部向下微收，上身正直，两腿叠置，下腿微弯，上腿弯曲度大些，上足放于下腿上腘窝部附近，或放于床上；上方手臂自然伸展，掌心向下放于胯部以下，下方手臂曲肘向头部，手掌向上，五指轻轻并拢，放在耳边，或曲肘手掌置于肩上、腋窝下均可。

③半卧：半卧是卧式与靠坐式的结合。是在仰卧的基础上，将上半身及头部垫高，斜靠在床上，呈半坐半卧的练功姿势。两腿稍分开，可自然伸直，也可将小腿抬高。两手臂姿势同仰卧式。

（3）站式：站式功法虽属外静内动之功法，但身体内动明显，易产生身体轻微外动，如抖动、晃动等，此属正常身体反应。若身体晃动剧烈则需稍加控制，也可随之轻移双脚以保持身体平衡。因此一般又将站式功法归类为动静相兼的功法。此功具有明显的生发阳气的作用，体虚瘦弱之人可多练此功法。

站式练功时，身体要处于松弛状态，避免长久站立造成肌肉紧张与不适，影响得气。具体练功要求如下（其中头身部练功要求，也适用于坐式功法练习）。

①头正颈松，下颌微收：一些功法中常提到"头如悬"，即是说头顶正中好像有一根线向上牵着，这样头部自然就正直了。在做此姿势时，往往易将头部后倾，此时应注意下颌稍稍向内收。头部后倾时，颈椎是压缩的，不能伸展，唯有下颌微收，头部正直，颈椎才能充分舒展，保持颈部松弛。

　　②松肩坠肘，含胸拔背：松肩是指两肩自然下垂，避免耸肩。耸肩不但使肌肉紧张，而且影响气机下沉，易使呼吸急促。耸肩在站式练功双臂抬起时比较容易发生，尤其是抬臂过高的时候。因此站式练功时，无论抱球还是托球，手臂的位置一般都要求放在膻中以下。肘部是肩臂下垂之力的一个支撑点和转折点，坠肘这个动作，目的就是勿使这个点上移。坠肘是松肩的延续，松肩不仅是肩膀的放松，而且要顺势松到肘。另外，在站桩时，还要求虚腋，即双臂不要贴在两胁上，应该分开。这也是为了使肢体更加舒展和舒适，如果双臂紧贴在两胁上，会影响气血的周流。含胸则可保持脊柱的生理弯曲，使身体正直。拔背是指站立时背部要挺直，但在做拔背动作时，身体容易过度后挺，这是由脊柱在腰背部的生理弯曲造成的。含胸避免脊柱过度后挺的同时还可避免腹部前突，因此含胸与收腹是同时完成的。

　　③伸腰沉胯，两膝微曲：伸腰是腰部要伸展开，挺直，不能塌腰。其作用主要是将腰部的脊柱伸直。伸腰时容易出现挺肚，此时应注意微收腹。沉胯是胯部要向下坐，站式练功要求臀部如坐高凳，用意也在于此。伸腰沉胯除有利于伸开脊柱外，还能使身体的重心落在下腹，这非常有利于气沉丹田。

　　站式时，在能够保持直立的前提下，两腿尽量放松，两膝微曲，五趾微微抓地。两膝微曲的目的是使腿部放松，因此两膝微曲以外视不觉弯曲，而内觉双膝未挺直为度。两脚与肩同宽，平行站立。若站立不稳，两脚分开距离可稍大，或将脚尖稍内扣。

　　站式练功，根据两手放置位置的不同，分为三圆式、托球式等。

①三圆式：所谓三圆式，即指足圆、臂圆、手圆。两脚左右分开，与肩同宽，两足尖微向内扣，呈内八字形。两臂环抱呈半圆形，如抱一圆气球，两手与身体的距离不超过一尺，两手手指相对，相距八九寸，五指分开，微曲。

②托球式、扶按式、提抱式：此三姿势均从三圆式转化而来，练功的时候可相互替换，基本要求与三圆式大致相同。托球式站好后两臂要轻轻抬起，微向前伸，手与身体距离 1 尺多，两手心朝上，五指分开，不要用力，好像托着个气球。初练托球式时如果两臂劳累，可把双手轻轻朝上翻转，两臂微向前探，此式以缓解疲劳。扶按式两臂抬起前伸后，两手心朝下，五指分开，双手如扶在桌上或椅背上，或如扶按在水面上。初练扶按式两臂劳累后，亦可转换成托球式歇息。提抱式又叫浮托式，初练提抱式时，如肩臂感到疲劳，可以把双手往下移至肚脐下边，手心朝上，犹如提抱着一个气球。

2. 动功调身

动功锻炼分为套路动功与自发动功。套路动功是一系列连续的设定动作，练功时须按套路顺序与要求进行。站式功法是套路动功的基础，基本套路动功功法见后续章节。自发功是练功中自然出现的随意性动作，其动作随内气的运行自然发生，既非预先设定，也不由意识支配。自发动作的操作关键在于不能失控，其动作的发生虽然不由意识支配，但其动作的终止则应由意识控制，否则可能出现危险或偏差。由于自发动功的调控难度较大，且练习时由于环境原因存在危险，一般不适合初学者及自行练习。

养生功法的动作与通常体育锻炼的动作有重要区别。一般体育锻炼的目的主要在于调身，对于调息与调心要求较少，更不注重形、气、神三位一体的关系与"三调合一"境界的形成，因此体育锻炼的动作往往比较机械与剧烈，强调动作对身体肌肉骨骼的锻炼作用，以达到身体极限为目标。养生功法练习则强调形、气、神三位一体及"三调合一"境界的形成。因此动作的设置往往比较柔和，动作配合呼吸，并注意"以神驭气，以气领形"，要求练功时动作圆润舒展，松紧适度，"气到力到"，强调运用内气导引动作，忌讳动作生硬和使用拙力。因此，如果练动功后胳膊、腿的肌肉疲劳僵硬，酸麻疼痛，往往提示用力有所不当。

（二）养生功法调息

气息调控包括调控气息的深匀度与气息的呼吸形式。气定则神闲，呼吸绵绵悠长，若有若无，则极易进入形、气、神一体的养生功法练习境界。相反，若进入心身合一的养生功法练习境界，则呼吸必然深长细匀。但初习调息者，过度调控呼吸可能会产生憋闷不适，因此气息调控应注意量力而行，切勿用意过度而产生头晕、憋闷等不适。

1. 气息深匀度调控

古人认为，练功气息有四种形态，一为风，二为喘，三为气，四为息。有声为风，无音为气，出入为息，气出不尽为喘也。《童蒙止观》一书对此进行了进一步说明，称鼻中气息出入觉有声，是为风相；息虽无声，而出入结滞不通，是为喘相；息虽无声，亦不结滞，而出入不细，是为气相；不声、不结、不粗，出入绵绵，若存若亡，资神安稳，情抱悦豫，是为息相。练功所要求的呼吸气息形态大都是最后一种，即息相。出入气息的息相用现代语言来描述就是深、长、柔、细，微弱而绵绵不绝的呼吸。

日常人们在安静状态下休息时的呼吸气息大约在风相、喘相与气相之间，呼吸气息的锻炼需要一个循序渐进的过程，在调控呼吸的过程中，可先练习听不见自己呼吸的声音，然后逐渐达到无声而不觉憋滞，最后将呼吸在此基础上调细、调匀，达到"不声、不结、不粗，出入绵绵，若存若亡，资神安稳，情抱悦豫"的状态。待调息有了一定基础之后，气息的控制过程就会慢慢由有意识变为下意识，心情平静则自然气息绵绵若存，达到神、气、形合一的境界。

2. 气息呼吸形式调控

气息的呼吸形式可分为常用呼吸形式和特殊呼吸形式两类。前者包括胸式呼吸、腹式呼吸、体呼吸等，常用呼吸形式是与总体养生功法练习境界直接关联的呼吸形式，各种功法普遍适用。后者是某些功法应用，为达到特定的养生或治疗目的而采用的呼吸形式，例如停闭呼吸、提肛呼吸、发音呼吸等，篇幅所限，这里主要介绍常用呼吸形式。

（1）胸式呼吸：胸式呼吸的特征是呼吸时可见胸部起伏，吸气时胸部隆起，呼气时胸部回缩。人在站立时的自然呼吸形式一般即胸式呼吸。歌唱家、运动员等由于经过了长期的锻炼，可有自然的腹式呼吸或胸腹式混合的呼吸形式。练功呼吸形式操作的第一步，即是将自然的胸式呼吸向深、长、柔、细的方向引导，其操作的准则是用意不用力。待胸中的气息出入调匀之后，就可以引导气息向下发展，从胸式呼吸逐步转为腹式呼吸。在此气息逐步下降的过程中，胸式呼吸可过渡为胸腹混合式呼吸，呼吸时可见胸部和腹部同步起伏。

（2）腹式呼吸：腹式呼吸时可见腹部起伏。依起伏方式的不同，腹式呼吸可分为顺腹式呼吸和逆腹式呼吸两种。顺腹式呼吸是吸气时腹部隆起，呼气时腹部缩回；逆腹式呼吸与此相反，吸气时腹部回缩，呼气时腹部膨出。从胸式呼吸逐渐过渡到腹式呼吸，一般都是过渡到顺腹式呼吸。待顺腹式呼吸训练日久，可练习使用逆腹式呼吸。逆腹式呼吸法可意念在呼气时引内气下行，聚于丹田。久而久之，呼气时腹部充实隆起，吸气时则放松缩回，逆腹式呼吸便自然形成了。

（3）体呼吸：体呼吸又称遍身呼吸、毫毛呼吸，正如《苏沈良方·养生说》中说："一息自住，不出不入，或觉此息，从毛窍中八万四千云蒸雾散，无始已来。"体呼吸与胸式呼吸及腹式呼吸不同，呼吸的器官由口鼻转为全身毛窍，胸式呼吸和腹式呼吸的媒介为空气，可意念内气随呼吸而出入，体呼吸的媒介则直接为人体内气。体呼吸时意念全身毛孔慢慢展开，随身体的吸气，天地自然之气通过毛孔进入自己的身体，随身体的呼气，体内的浊气通过毛孔排出体外。体呼吸可在腹式呼吸的基础上，随着身体对内气感觉越来越明显，而逐渐过渡应用，也可在练功之初即可应用，通过体呼吸培养身体对内气的体感。

（三）养生功法调神

调神包括两层意思：一是练功时对神的锻炼调控，即功内调神；二是平时生活中对神的锻炼调控，即功外练神。

1. 功内调神

生活中人的心神很难进入完全静定的状态，刚一闭眼，则种种画面进入脑海，杂念纷呈。有人比喻人的念头就像浑浊的河水一样，河水由浊变清，需要河水停止运动，也需要时间去慢慢地澄清。功内调神就是要在练功时将杂乱的念头复归平静，做到心如止水，如如不动。功内调神的方法主要包括意守、存想、入静等，不同功法尚有许多其他的方法，例如六字诀法，通过发声念字来排除杂念、诱导感受，调息法通过数息来排除杂念等，限于篇幅这里仅介绍常用的调神方法。

（1）意守：意守是指在纷呈的念头中，将意念轻轻放在某一事物或者部位上。意守首先可以斩断纷呈的念头，起到一念代万念的作用。其次，意守身体某一部位，又可起到调节身体气机的作用，例如意守丹田，可以使元气聚集于丹田部位；意守又可起到调节情绪、影响气机的作用，例如意守远山时视野辽阔，可使人胸怀坦荡、气机宣畅；而意守松树给人以挺拔、肃穆的影响，使气机凝重、下沉。

意守与注意有共同之处，又有明显区别。注意是意识活动的指向与集中，其指向性使意识活动有选择地反映一定的事物，表明反映的对象和范围，其集中性使意识对被反映的对象产生明晰、深刻的认识，表明反应的程度。意守在指向性这一点上与注意相似，但在集中性上则大相径庭。养生功法锻炼中的意守虽然要将意识指向单一的具体事物，但不要求对所指向的事物产生明晰、深刻的认识，只要求有模糊的印象即可，因为意守的目的不在于清楚的认识对象的本质，而在于借助对象的单一性和感性特征以排除杂念和诱导感受。另外意守时的意念不可过重，意守时杂念会不时进入脑海，这属于正常现象，因为静是相对的，绝对的静是不存在的。此时不必焦虑或怀疑自己的练功状态，只需把意念拉回意守的事物即可，这就是所谓的似守非守。另外在功法练习时，意守与存想、入静之间可以相互转换，意守过程中，意识可能自动进入存想或入静的状态，此时跟随即可，不必强行将意念拉回意守的调神状态，即所谓的道法自然。

（2）存想：存想亦称观想，是对存在或不存在事物应用意念进行操作，起到排除杂念、调节意境、诱发感受的作用。存想与意守的区别一个在守一个在想，意守是将意念放在某一事物即可，而存想则需要对指向事物进行有意的想象、加工。例如体呼吸时观想全身毛孔张开，天地自然清气通过毛孔进入身体，就是应用了存想的意念操作；《诸病源候论》所载的医家养生功法，介绍了存想五脏光色以治病的技巧，在六字诀练习中，当体会不同声波振动不同脏腑的同时，也可存想脏腑被对应光团包围，以加强对脏腑的治疗作用。存想与意守均具有排除杂念，以一念代万念的作用，但存想在诱导感受方面远远超过意守。由于不受实有事物的局限，存想对象的设计和选择能够更加充分地考虑到诱导特定感受的需要，从而增进了诱导感受的针对性，也提高了诱导的强度。存想时有意念的主动操作，因此存想诱导感受的能力也远大于意守。此外，当存想的对象是存想者所崇敬的事物时，则可使练功者心神安定，这又会大大加速诱导感觉的过程，加深诱导感觉的强度，从而更快地进入养生功法练习境界。

2. **功外练神**

有些人在安静、舒适的环境练功容易入静，很快进入练功状态，但一旦环境改变，则很难进入状态。《脉望·卷六》提出"静处练气，闹处练神"，即是指在安静、舒适的环境，心神易于平静，此时容易进入"形神合一"的养生功法练习境界，适宜于练功培育元气；而在嘈杂的环境练功，心神容易受扰，此时练功的主要目的在于锻炼自己的心神，使之不易受外界干扰。还有些人在练功时能够保持心神安宁，但在生活中稍遇困扰、挫折与不平则很容易生气动怒、沮丧哀怨，影响体内气机运行，从而影响身体健康。它山之石，可以攻玉，只有处理好生活中的杂事，练功时才不容易产生杂念，很快进入状态。功外练神主要包括老师指导、理论学习与生活中调神三个方面。

（1）老师指导：养生功法是形、气、神三位一体的形神锻炼技术，调神是该技术的核心，任何技术的学习都需要老师的指导，养生功法调神更是如此。人的心理变化十分微妙复杂，不同的人练功时心神的变化千差万别，所谓"当局者迷，旁观者清"，往往最难认识的正是自己，一个人认识自己的缺点并主动从自己的心理误区中走出是非常困难的，这就需要老师的指导。古代养生功法修炼强调师父的临炉指点也是这个道理，而且师父练功到达一定境界，在养生功法调神中必有许多宝贵的心得体会，通过老师指导可以使学习者少走很多弯路。这就需要养生功法学习者要充分信任教功老师，敞开心扉，交流自己在练功中的困惑、体会，写练功日记并定期发给指导老师也是心理交流的一种有效方式。

（2）理论学习：养生功法调神是一门技术，更是一门学问，需要在系统学习的过程中提高自己的认识高度，对养生功法调神具有事半功倍的作用，主要涉及学科包括东西方心理学、古典与现代哲学以及诸多古代修炼著作。养生功法调神主要在于调节练功者的心理变化，因此东西方心理学是养生功法调神需要掌握的基本知识储备。哲学可以提高人的认识高度，提高对世界认识的水平，哲学著作充满了人生的哲理与智慧，只有提高对世界的认识水平，才能真正做到内心平稳淡定，处事不惊。无论中国古典的老子、庄子哲学、诸子百家，还是西方的诸多哲学著作都可以为养生功法调神带来极大的帮助。历代养生功法修习者在养生功法练习中积累了宝贵的经验，多读经典的养生功法修习著作，对于养生功法调神同样非常重要。

（3）生活中调神：读万卷书，行万里路。任何知识都不能代替实践，调神更是如此。每个人在成长的过程中，逐渐变得成熟稳重，生活的磨难和挫折最能锻炼自己一颗坚定的心。因此养生功法练神就不能因追求神静而一味避世脱俗，使自己的心灵变得脆弱，而应该有一种积极向上的心态，遇事迎难而上，在困难面前历练自己的一颗如如不动之心。生活中的心理变化最为丰富精彩，每个人每天都会遇到各种各样的问题，产生各种积极与消极的情绪，在不良情绪产生时，积极反省自己，通过与他人沟通、学习来认识到自己的不足，调节自己的心态，这是任何学习也不能替代的，因此养生功法调神要注意在生活中检查、调节自己的心态，通过生活历练自己的心神。

二、练功反应

（一）一般练功反应

练功反应是指因练功而引起的身心变化和特殊自我感觉。随着练功状态的逐渐深入，体内元气逐渐充足，身体会出现明显的练功反应。比如，练功时元气首先汇入丹田，尤其是下丹田，因此练功日久，首先会感觉到下丹田有温热的感觉。丹田气足则流向人体经络系统，以及人体的十二经脉、奇经八脉，甚至整个经脉系统、络脉系统等，身体会出现气通经脉、气冲病灶等特殊反应，表现为练功时不舒适、旧病复发等反应。身体隐患、劳损部位会出现明显不舒适，这都属于正常现象。但是很多人不能区别练功反应和真正身体的不适，这时不仅需要科学的身体指标检测，还需要有经验的老师指导，过去叫作"临炉指点"，即练功时师父必须监护指点。

常见的练功反应包括动触反应、排毒反应、疏经通络反应、气冲病灶反应、功能改善反应等，是练功过程中出现的身体自然反应。练功反应出现后，要不惊不乱，不急不躁，保持心态的平和，方可逐渐进入更高的练功境界。

1. 动触反应

《童蒙止观》中记载了十六触反应，包括"动、痒、凉、暖、轻、重、涩、滑"八触，以及复有八触"掉（动摇）、猗（修长）、冷、热、浮、沉、软、坚"，合称"十六触"。在这里，借用动触之名，也泛指在练功过程中出现而在平时不常见的种种感觉。

动触中热感最常见，其次为肌肉的跳动感，另外本体感觉的模糊化以致消失也较为常见。练功过程中，有人会感觉自身高大或者变小，甚至有时身体局部位置感会消失。练功过程中，动触的感觉常常从一点或者局部产生，逐渐向四周扩散。这种反应表明机体气血开始通畅，引发局部感受性增强，也是机体进行自我调整的一个过程。例如身体发热，或某部位发热者，是体内阳气生发的表现。对于身体出现的动触感觉，一不好奇，二不追求，应当任其自生自灭。往往大部分练习者，在出现身体反应后，或者惊慌失措，或者大喜，或者联想翩翩，这些都会影响练功境界更上一层楼。

2. 排毒反应

汗、吐、下、和、温、清、补、消属于中医治疗八法。其中汗、吐、下的方法，通过体内物质的排出，将病邪排出体外。养生功法练习过程中，随着练功的深入，身体元气充足，免疫力明显增强，身体对外邪的抵抗能力也极大增强，这时机体会出现自我调整现象，出现自然的排毒反应。以前存留于体内的外邪会由于正气的增强而逐渐迫其外出。功法练习过程中的排毒反应表现形式多样，练习者出现排毒反应时，身体往往会出现不适反应，此时应观察身体的整体变化，并观察随着时间的变化身体的变化，若此时自感精力充沛、睡眠良好、面色、舌象均正常，则应继续观察，一般身体不适现象会很快减弱或消失，则此时不属病态。

例如对于体寒者，或者局部寒气留存者，例如宫寒、手脚发冷等。练功中可能会出现全身异常发冷或局部异常发冷的现象，例如突然感觉全身发冷，盖被才能缓解，或者小肚子发冷、手脚发冷等。这时可能是身体自然出现的排除寒气的表现，寒气从体内慢慢排出，就会出现身体发冷，这是身体正气增强，抵御寒邪过程中自然出现的现象。在练功过程中，有些人会突然出现大汗淋漓的现象，其实发汗也是体内邪气排出的一个途径，练功中突然出汗很多，但无其他明显不适，一般是体内邪气随汗而出的表现。

还有一些练功者，存在肺系疾患，或者属于过敏体质，练功时会出现皮肤明显发痒，甚至皮肤表面出现红疹等皮肤过敏现象。肺开窍于皮毛，这一般是肺之邪气外排的表现，经过几日或多日练功皮肤的红疹就会慢慢消失，有时停止练功后皮疹也会慢慢消失。皮肤表面发痒也可能是微循环增强，毛孔张开的表现，此时微循环增强会加速皮肤表面垃圾的清理，很多人皮肤会变得光滑，甚至皮肤表面斑块消失的现象。对于皮肤发痒或皮肤出疹，切忌抓挠，因为抓挠会影响微循环，影响皮肤表面的排毒反应。也不建议立刻使用止痒或抗过敏药物。当然，在养生功法练习过程中，身体还会出现其他各种排毒反应，例如咳嗽、排痰增多、舌苔变黄、口臭、放屁增多、排便增多、尿黄等各种身体反应，这都可能是体内毒、邪外出的表现，练习者此时应根据自己身体的整体反应进行判断，最好能有指导老师的指导。

3. 疏通经络反应

人体存在经络系统，人体经络是运行气血的通道，气运血行，血液主要在有形的血管内流动，人体之气（炁）则主要流行于无形的经络系统之中。练功日久，随着练功状态的深入，人体元气逐渐充足，经络之中的人体之气就会变得更加充盛。此时在练功时可能会有气运行于某一经络的感觉，最明显的就是气运行于任督二脉某一位置的感觉。这里需要注意的是，人体经络系统本身就是疏通的，只不过随着精气的充足，更加充盛而已，所以打通任督二脉之说，是形象的表述练功时精气在任督二脉更加充盛时人体有所感受，并无多少神秘可言。科学练功，就是要科学解释练功中出现的各种反应，避免用封建迷信的思想去臆测练功反应。练功过程中还会出现各种各样疏通经络的反应，例如有时感觉某部位有物体流过的感觉，脑部有突然清灵轻松的感觉，印堂部、太阳穴、膻中穴、命门穴等各处发胀的感觉等。

4. 气冲病灶反应

气冲病灶反应一旦出现，一般人因为不能与身体正常疾病反应相区别，会产生对身体状况的担心。例如有些人有腰肌劳损或腰椎疾患，一旦出现气冲病灶反应，腰部会剧烈疼痛，甚至疼痛如折，此时练习者往往怀疑是因练功导致疾病加重，而停止练功，甚为可惜。此时鉴别的要点是：腰痛反应练功时加剧，练功停止后减轻；且练功时并无剧烈运动，也无过度的腰部活动。此时应坚定练功去病的信心，当然老师的指点与判断也很重要，必要时可采用腰部肌肉推拿放松的方法，但推拿力度一定要轻，以放松肌肉紧张程度，缓解肌肉劳损为主。

气冲病灶反应的表现多种多样，最常见的是翻病现象。例如有头痛史的患者，练功时可能会头痛加重，有过腿伤的患者会出现腿部不适，有胃部疾病的患者会出现胃疼加重等各类反应。出现翻病现象时，也以练功时症状加剧，停止后症状减轻为主要判别依据。此时如能耐受反应可加强练功，通过练功彻底除去病根，使慢性疾病得到彻底康复。

5. 功能改善反应

长期的养生功法练习，人体的气血会变得更加充足，免疫力增强，循环系统尤其是微循环系统有明显改善，皮肤会变得更加光泽、细腻，有些老年斑、皮肤皱褶会自然消失。消化系统功能也会明显改善，如唾液增多，脾胃功能增强，胃肠蠕动加强等。口中唾液，古代养生功法练习者称之为"金津玉液"，既能益胃，又能补肾，可分几口咽至下丹田，起到添精益肾的作用。脾脏功能增强，有些人会不再过度肥胖，胃口改善，湿气体质得到改善等。此外，其他功能改善表现有：睡眠更加香甜，抵抗力增强，不易感冒，不再怕冷，毛发增多变黑，指甲生长迅速等。

（二）入静的身体感觉

入静，顾名思义，就是进入安静的身体状态，此时为了保持身体安静的状态，身体会自然屏蔽外界的干扰，对外界的异动不敏感。例如客厅里放着钟表，平时会听到滴滴答答的声音，但是认真做某件事的时候，就听不到滴滴答答的声音了，身体屏蔽了这种声音的干扰。再如看小说，开始知道自己在看小说，看到特别入神的时候，忘记了自己在看小说，甚至身体屏蔽了周边环境的干扰，可能在看完小说之后，会听旁边的人讲刚才外面在放鞭炮呢，自己却说："哪里在放鞭炮，我怎么不知道。"这就是入静的状态，看小说看得入了神，看着看着，身体自然屏蔽了周围环境的干扰，进入了入静的状态。练功也是一样，有时候听着音乐和引导词在练功，但是练着练着，仿佛是睡着了，不再听到周围的声音，意识如同做梦一样，进入了一种特殊的忘我境界。有时刚好当练完收功的时候，这种屏蔽消失了，这时候感觉刚才睡着了，不知道周围在放音乐，但是仿佛又不像平时睡着那样，还知道自己在练功，像是做梦一样，这就是进入了入静的状态。例如我们打坐练功，如果打坐时睡着，人一般是不会仍然保持坐姿的，头一般会栽向一边，然后惊醒，但是练功入静时就不同，入静后虽然身体姿势可能不再保持标准的姿势，但是仍然一直保持坐姿，这就说明我们并没有睡着，而是进入了一种入静的状态。

入静与一般的练功状态的关系就如同人的浅睡眠与深睡眠的关系一样，随着练功状态的深入，入静是自然而然出现的，入静状态对人的身体调节效果是很好的。当然，比入静更深的练功状态，就是入定了，此时练功了很久，可能自己感觉只过了一会，身体进入一种异常安定的状态，对外界干扰的屏蔽更加明显。当然，对于练功者来说，这些状态都是不可追求的，是练功日久自然而然出现的。

（三）练功不适

练功反应与练功不适往往很难区分，有些练功反应会带来身体上的舒适感觉，但有些练功反应会伴随身体上的种种不适。因此当出现练功反应造成身体不适时，由于不明白其出现的原因，就会心生恐惧、焦虑，尤其是在出现气冲病灶反应时，许多初学者就会更加恐慌。例如有些人练功后可能出现皮肤发痒的感觉，甚至皮肤可能会出疹子，这一般是在调整肺的功能了，但有些初学者可能会有疑惑："怎么练功练出了皮肤病，是不是方法不正确。"于是练功时心里充满了焦虑情绪，每天观察疹子是否下去，由于焦虑情绪的影响，练功可能一直不在状态，疹子可能一直难于消退，会因此停止练功。须知，只要心情不急躁，保持平静的心理，练功反应一般都会很快消失；而恰恰相反，越是急躁，越会影响练功效果，此时练功反应就不容易消失，甚至转化为真正的练功不适。有些人练功急于出现效果，但是又达不到应有的效果，就会急火冲心，产生不适。还有些人练功时受到惊吓，例如打雷、突然的响声等，也会出现身体不适，因此练功时应尽量避开雷雨天气，选择安静的环境，避免在吵闹的环境下练功。迷信思想严重者，往往不能正确认识练功反应，对练功反应以不科学的，甚至迷信的思想去理解，久而久之，就会严重影响自己的身心，产生心理问题，身体会因此出现各类不适。因此练功不适往往是由于心情过于急躁、大怒、受惊、主观臆想等不良心理原因造成的，出现身体明显不适时，可以停止练功，并且需要首先调节自己的心态，或者找老师咨询。正确认识练功反应，就需要学习养生功法的系统理论知识，在练功时必须有老师的及时指点。一旦在练功时出现身体不适时，应注意调节自己的情绪，进行推拿、针灸、心理调节等手段干预，减轻身体不适。

第三节 养生功法练习指导

一、静功练习的诀窍——意守、耐心与坚持

静功的主要目的在于滋阴、安神，怎样才能练好静功？就是制服内心的骚动。生活当中的很多谚语都能给我们启发，例如在夏天天气炎热的时候，尤其是中午最热的时候，风一吹，加上阵阵蝉鸣会让人觉得很烦躁。按道理说，风吹过来，人应该感觉凉快才对，但蝉鸣一响，人会感觉烦躁，一烦躁就觉得

热得不行。有经验的老人会说："心静自然凉。"你不躁，心能静下来，自然就不会感觉那么热了。很多人按照这种说法去做，果然"感觉"没那么热了。"感觉"是什么？"感觉"只是情感由内而外的一种释放，比如我"感觉"很幸福，我"感觉"很痛苦。有科学家做过统计，富人和穷人的幸福感觉差异并不是特别明显。为什么？因为追求不一样。真正的穷人在快饿死的时候，能吃口热饭、喝口热水就觉得很幸福。而富人有无尽的追求，当追求不能达到内心的痛苦就来了。这就是为什么心理学家讲，哲学和宗教是失意人最好的避难所。因为宗教让灵魂有依靠，哲学让人有正确的人生态度。

　　练功静功的时候首先是把内心放空，不想所有的工作、杂事等，使自己静下来。然而当人越静的时候，越是几十年前从来想不到的事突然会蹦出来，可见让自己静下来也是不容易的。怎样才能练好静功，让人真正静下来？实际上就是呼吸、轻意念、放松肢体相配合，这样能使身体快速静下来，快速地提高内心力量的强大性。不管佛家的参禅和打坐，或者道家的丹道，其实目的都是让人静下来。具体选择传统的坐、卧、站、躺中哪个姿势都可以，只要能容易静下来就行。对刚刚入门、思想杂乱的人来说，适合静默导引练功，就是听着引导词练功。当功力到一定程度的时候，就需要配合呼吸。眼观鼻，鼻观心，心观小腹内的下丹田，轻轻地关注，然后用深呼吸，也就是腹式呼吸，尽量放松身体，很快有的人就能进入深层的放松状态。当深入放松之后，大多数人会有温暖的感觉，少部分人会有寒冷的感觉。为什么会有寒冷的感觉？因为体内湿寒之气太多了，当意注丹田的时候，阳气生发，湿寒之气排出体内，这个时候就会有寒冷的感觉。不要管它，继续进行这种深呼吸，继续进行这种意念的关注与互动，你就会发现，随着你的关注、你的呼吸，整个腹部内像扇贝开合一样，随着你的呼吸整个人会松松紧紧、松松紧紧，等松到一定程度的时候，整个人就会变得温暖起来。为什么会温暖？因为全身的汗毛孔是舒张的，全身所有的毛细血管是工作的。一旦全身的毛细血管都参与运化的时候，自然而然的气血是活跃的，活跃的气血把大量的垃圾运走，新鲜血液顶上去，人就会进入极度舒适和温暖的状态。

这时只需要把握住一条，那就是意注小腹部。因为若你能达成这一步，你的身体就会越来越强壮，各种各样奇奇怪怪的毛病就会不翼而飞，初步目标就达到了。所以说我们始终要学习的是：耐心、耐心、再耐心。正如丹道修炼里面所说的"修炼就要有修炼的耐性"，就像老母鸡孵小鸡一样的耐心，并把它守住。要有不急不躁的耐心，不温不火的火候就是最好的火候，这样的话想不成功都难，想身体不好都不行，想烦恼都不可以。历史上真正修习这种方法的人，只要能坚持到最后，都会出现大量的白发转黑、牙齿重生这样的例子。所以大家只要坚持，就有收获。

有了好的方法，剩下的就是坚持、坚持、坚持。不需要刻意留时间，哪怕每次用五分钟的时间，早上五分钟、中午五分钟、下午五分钟、晚上五分钟，有这些时间就够了。如果你能养成习惯，行、走、坐、卧不离这个方法，但凡有点空，就做几下这个呼吸法。这样自然而然、时时刻刻都练习，时间久了就会脑清目明，精力充沛，记忆力提高。所以说"贵在坚持"，这也是静功练习的精要。

二、真人之息以踵

《庄子·大宗师》中有句话："真人之息以踵（脚后跟），

众人之息以喉。"过去道家说修行有素的真人，吸气是进入脚底的，这就是呼吸的要诀。大家注意到没有，那些真正的歌唱家都是很长寿的，相反流行歌曲的歌星不一定长寿，原因是什么？不是因为这些歌唱家会练功，而是他们会呼吸。他们会用丹田气，将气吸到肚子里，通过胸腔共振再唱出来。一般人会犯一个错误，就是半截子气，几乎 90% 的人呼吸到胸腹这个地方就停下来了，大家稍微注意一下就会发现，我们通常呼吸不会把气运到小肚子这里。所以我强调的是要懂得调息，调息的要求是深呼吸。从现代医理来讲，第一，深呼吸能对内脏起到很好的按摩作用；第二，深呼吸可以帮助内脏放松。

在 20 多年前，西方的科学家做了一个实验，当狗主人走了以后狗在家很焦虑，呼吸就会变得急促，这时候采集狗舌头上的唾液，发现唾液中的皮质醇在焦虑的时候会大量分泌。后来研究发现，皮质醇能让人情绪不安、容易愤怒、呼吸与心脏跳动加快，当然狗也是一样的。心脏是有有效期的，由于激素作用呼吸变得急促，心脏也跟着跳得快了，就意味着心脏工作总时间会缩短，人就要减寿。后来又发现，狗主人一回来皮质醇水平就直线下降，呼吸也变得平稳了。这其实和中国民间老百姓的说法不谋而合——气大伤身。现代有些人常常处于一个焦虑不安的状态，但过去贫穷的年代，人吃了早餐，午餐可能都不知从哪里找，但却少有现在的焦虑，虽然穷，但幸福度比现代人高，原因何在！中国有句话叫"不患贫而患不均，不患贫而患不安"，这就是其中的道理。现代人相互攀比，心里面就容易不平衡，各种要求不能得到满足时就心生焦虑，于是呼吸的频率也在不知不觉中跟着变了，所以学会调整心理状态对健康很重要。

说到这里就要说调心了，因为心理与呼吸是息息相关的。

心里着急了，呼吸就自然而然地变快了；心里平静下来了，呼吸也就自然慢下来了。所以我们要时时刻刻告诉自己"遇事冷静"。因为人一旦冷静，体内就不容易产生皮质醇等这些有害激素，身体就处于一种相对的健康状态，身体健康了做事效率会自然提高。用高效率去实现理想当中的目标，就相对容易。相反，遇事不冷静，容易愤怒、焦虑，甚至面部青筋暴露。青筋就是静脉，青筋为什么暴露，就是静脉痉挛。为什么痉挛？怒伤肝，肝主筋。愤怒状态下会产生大量激素，产生适当的激素是救命的，但是多了就是毒药。人为什么激动时会产生很多激素？试想一下，远古时期人像猴子一样住在树上、山洞里。那个时候人少，野生动物多，那人怎样才能活下来？就要反应速度快。比如两个人，其中一个人的直觉很好，一旦碰到事反应很快，一下子跳起来就跑了，而且跑得很快，靠什么反应快而且跑得快，是因为分泌肾上腺素速度快，激素分泌快，而且分泌得很多，心脏跳动马上加快，血压立即升高，这个时候才能跑得快。另一个人肾上腺素分泌得不快也不多，他反应慢而且跑得慢，就可能成了其他动物的美食了。随着时间的推移，人的生活条件越来越好了，有房子住了，这时候就安全了。但是我们在紧张、焦躁不安、愤怒等时候激素仍然会分泌，这时候好东西就变成毒药。因为我们在这些不良情绪刺激下，会产生过多的激素，激素会使我们呼吸变得急促、心跳加快、血压升高，但这时候我们又不需要通过打斗，或者大量的奔跑来消耗激素，激素累积在体内就变成毒药伤害身体。

所以说练功，练的不单单是一个动作，更是练心，也就是练心态，练人的接纳度。不管接纳到任何好与不好的东西，都会调控自己的情绪，能时时刻刻保持平静的内心。举个例子，比如说你在一个地方做警察，这个片区治安很不好，你天天出警，不到三个月你办案就非常有经验了。因为通过不断的出警让你熟悉了业务，再有人报警的话，你就知道不同的情况应该怎么处理。但是如果这个辖区非常安全，你当警察以来从来没有出过警，那你作为警察办案经验的积累就很慢。我们讲的是天、地、人、社会和谐统一，而身体也是个小社会、小宇宙，常常生病的人，最大的好处是通过多次生病的方式，提高了身体对病菌的抵抗力。相反从来不生病的人，体内的防御体系没有通过病菌的不断刺激产生相应的防御能力，一旦遇到外敌入侵，身体就不知道怎么应对了。所以小孩子出生之后，总是在不断地生病中长大的，小孩子生病后大人一定要明白，没有小病小灾的磨炼，小孩子就不可能建立起自己强大的免疫力。这就是古人说的"生于忧患，死于安乐"。所以看待任何事情都要辩证地看，一分为二地看，学会调整心态，遇事学会分析问题，就不会火冒三丈、焦虑不安。这也是练功人必备的能力。

三、如何腹式呼吸

1. 深呼吸的作用

试一试闭上眼睛，一直做深呼吸，深深地把一口气吸到腹部，然后缓缓地吐出来。不需要像庄子说的那样刻意吸到脚底，吸到腹部就行，也不用管是否用丹田。平常生活当中带一点这种意念，连续这样做，坚持下来，会比同龄人显得年轻、气色好。为什么？人一般在紧张的时候，会分泌很多激素，在激素的作用下脏器是提起来的，也就是常说的"提心吊胆"，就像弹簧被绷得很紧一样。人长期处于紧张状态，如果超过了自己的承受范围，就像弹簧失去弹性，内脏不能再被提起，就会出现下垂。这时候如果用深呼吸锻炼会产生作用相反的激素，例如多巴胺，会使内脏放松下来回到本位，身体的协调性会提高，自我治愈力会增强，身体能逐渐得到康复。

现在人生活节奏快，没有时间慢悠悠的呼吸，再加上没有人教，自然也享受不到深呼吸带来的好处。大多数人平时使用的都是胸式呼吸，就是吸到胸腔就停止了。大家都知道，在人紧张的时候，我们经常说，不要慌，深呼吸一口气。很多人包括医生，虽然不懂修行，但他也知道深呼吸可以让人放松。这是一个很简单的物理学道理，就是当你深呼吸的时候，强大的内呼吸力量按摩你的内脏，内脏一松，人就容易松下来。说到这里大家就懂了，道家呼吸的秘密就在于深呼吸。从现在开始我们就要有意无意地进行深呼吸，吸的时候稍稍地注意一下小腹，让小腹鼓大一点点，这就是腹式呼吸。看着简单，难在坚持上，如果每天能抽出五分钟时间，闭上眼睛进行这种深呼吸，顶多半个月你就知道好处。等你紧张、害怕、忧虑、失眠的时候，就做深呼吸。你可能会说，这么简单，会有用吗？其实从古到今真正的修行人就讲一句话"大道至简"。你看现在汽车制造设计越来越复杂、越来越高级，但是开车却越来越简单。钥匙一拧，挡一挂，油门一踩，忽的一下就跑了。但是这么简单的操作，背后含着多少人的劳动，技术含量是一代一代积累起来的，所以真正高级的东西就是化繁为简，修行也是一样的。但是人有时候就是这么有意思，越是复杂的东西，就觉得这个东西很珍贵，就会珍惜。相反，觉得简单的东西，往往就不在意了，天下的道理就是这样的。所以有些修行的书籍会把修行描述得很复杂，目的就是提起你的恭敬心。所以，记住了，调呼吸是最简单的，同时也是最重要的。

2. 学会腹式呼吸

腹式呼吸分为顺腹式呼吸和逆腹式呼吸两种。初级的叫顺腹式呼吸，就是吸气时肚子自然鼓起来，呼气时肚子自然陷下去。逆腹式呼吸要练到一定程度时练习效果才好，就是吸气时有意地把肚子吸进去，呼气时反而把肚皮撑起来。内丹修炼家以身体作为鼎炉，用我们的肚子作为锅，以口水作为药，以呼吸作为风，然后用意念进行炼丹，意到气到。意念越强，呼吸的节奏越快，呼吸的气流越强烈，这叫作武火，相当于炒菜的时候把火调到最大。如果意念很轻，呼吸也慢悠悠的，呼吸的气流很轻，这叫作文火。两种腹式呼吸中，顺腹式呼吸叫作文火，相对的逆腹式呼吸叫作武火，两者各有各的好处。武火的好处是快，但是可能会像炒菜一样，夹生或者炒焦了。所以过去讲的走火入魔，练到一定程度出问题了，往往是因为进度太快，但没有渗透其中奥妙。文火相对稳当，但是文火慢，这就需要有一定的耐心，一般人就很难坚持下来。比如刚生病来学功的人，我对他们说："这个病治疗很难，要有足够的耐心，要用持久战的方法，用很长时间练功才可以好。"患者一般会毫不犹豫地答应，我一定做到。等到一段时间以后，身体稍稍变好了，马上就焦躁起来，说我要快点好，这就是一般人的通病，好了还想马上更好，快了还想更快。他们并不懂得很多时候，很多事情的解决都需要时间，这个时候他们就把文武颠倒了。

就像火箭发动机，我们一定要把他装在能承载它的火箭上，如果把它装在自行车上，那发动机一发动，还没开始运行，自行车就散了，这就是说练功修行根基一定要稳。所以说我们人很多时候就容易犯急躁的错误，躁到一定程度就变成了燥。燥是火字旁，加三张口，下面是木头。这就糟了，用木头来点火，然后用三张口来吹气，那木头的结局就是快速的燃烧，化为灰烬。所以着急的时候，火从心头起，就很容易把自己烧坏。过去修行之人都是仙风道骨，就是不急不躁，看起来慢慢腾腾的。所以说很多事情是急不来的，修行也是一样的，练功今天刚出效果，就盼着明天病能马上好，我们知道很多事情是不可以这样做的，所谓心急吃不了热豆腐。比如说读书，小孩一定要从幼儿园、小学、初中、高中，然后才能读到大学、硕士、博士，才能完成一生的学业。不可能因为这个人很聪明，让他直接读博士吧，学业是需要一步步积累的。所以说修行本身就是慢工出细活，甚至可以说是一辈子的事。

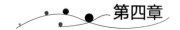

第四章

养生功法练习与生活

古人在上千年的中医学发展过程中，总结了很多养生哲学，而这些养生哲学，也是古人养生智慧的体现。有些人在辟谷或者练功时可保持内心平静安宁，但平时生活中却特别容易生气、遇事慌张急躁，不能时刻保持一种平和的心态，这同样是不能达成理想的养生效果。真正练功有成之人，应该在生活中也能时刻保持平静安宁的心态，遇事做到不慌张，遇到特殊事情，心理状态也能快速调整过来，这样才是真正的练功调心。保持这样的心态才能在练功时更快地进入练功状态，这就需要学会在生活中应用古人的养生哲学练就一颗平静的内心。

一、生活中如何修心

《黄帝内经》明确指出："恬惔虚无，真气从之。"也就是说，想练得真气充沛，就必须淡化自己的欲望，而淡化自己的欲望，就要从修心开始。

1. 学会和善对待自己的家人

修心，首先要学会克制自己的脾气。其实不需要刻意克制，只是需要明白，你要活出自己的样子。什么叫自己的样子，就是拿出本我的态度。比如说大多数人，不论男人还是女人，都敢对自己最亲近的人发脾气，但极少在外面吆吆喝喝，更不必说在外面无所顾忌地发脾气了。大家有没有想过为什么，其实答案就是你知道对于爱你的人无论怎么发脾气，他都不会转身离去，会依然爱你。如果对朋友或对同事发脾气，素质高的立马远离你，以后再也不理你了；素质低的可能以牙还牙，立马给你撑回去。所以为家人调整自己的情绪，这也是修心的一部分，这就是本我的态度。宋·朱熹《上蔡语录》中有句话："明道（程颢）终日坐，如泥塑人，然接人浑是一团和气。"这一团和气是最不容易修炼的，因为和你走得最近的、你最熟悉的圈子最容易产生诸多的冲突。

这个时候要怎么做呢？就是要把自己的很多欲望降低。首先，要学着对你身边比较亲近的人，稍稍客气些。当你以温暖相待时，对方也一定会回报以温暖。然后，把对家人的期望值放低，不要过于务实，稍稍务虚一点，然后你就发现你能心平气和了。正如《素问·生气通天论》中讲的："凡阴阳之要，阳密乃固，两者不和，若春无秋，若冬无夏，因而和之，是谓圣度。故阳强不能密，阴气乃绝，阴平阳秘，精神乃治，阴阳离决，精气乃绝。"《素问·举痛论》中也说："余知百病生于气也，怒则气上，喜则气缓，悲则气消，恐则气下，寒则气收，炅则气泄，惊则气乱，劳则气耗，思则气结。"所有的疾病都与你的情绪变化有紧密的关系，那大家为什么会有这么多情绪变化呢，因为欲望太多了。比如，我经常跟老年人说，你要活得自私一点，为自己去活。有些子女会抱怨说，家里老人有钱都自己花，过得很潇洒，老两口也不照看孙子，想旅游就去旅游了。其实老人这样活最好了，如果老人把所有的钱、所有的时间都用在子孙身上，不舍得吃喝，不舍得出去旅游，最后积劳成疾病倒了，这时就需要子女日日伺候，不出三个月子女就要抱怨了。所以说学会善待家人，对老人好一点，对家人宽容些，一家人健康开心地在一起，家里就会一团和气。

2. 学会放手

很多年轻的父母都认同这样一句话"不要让孩子输在起跑线上"，于是在周末给孩子安排大量的课外学习任务，其实这如同吃饭吃多了会消化不良。精神食粮也是一样，小孩子脑容量就那么大，你给他安排这个课程、安排那个兴趣班就不担心他消化不良，甚至厌学吗！为什么那么多小孩不愿意上学，是因为他不喜欢，他讨厌上学了。事实上，每个人生下来，都有他自己的命运，他命里该做陈景润，你却让他去造导弹他能行吗？按照修行人的说法，每个人都有自己的慧根；按照老百姓的话说，天生就是吃那碗饭的，你不让吃这碗饭，强迫他吃另一碗饭，实在有违现实。

大家有没有发现一个问题，任何人在做自己喜欢的工作和事情时不会感觉疲劳。你看看那些孩子打游戏，连续打几天也没喊累，为什么呢？因为他做的是自己喜欢的事情。学习也是一样的，碰到一个好的老师，把复杂的理论用非常浅显的道理给小孩讲出来了，小孩找到乐趣了，自然就喜欢了，这时候的学习就是快乐的学习，你想他成绩不好都难。相反，孩子讨厌学习，但为了迎合你的期望，硬着头皮学，最后小孩子虽然也能拿到所谓的高分，但最终他也没有产生兴趣。就像 20 世纪七八十年代有个班级叫少年大学生班，是合肥大学招的中国第一届少年大学生班，最后有出息的很少。为什么呢？就是消化不良了。

望子成龙是任何一个父母的心愿，我也如此，但是孩子有孩子自己的梦想和未来。我对我的孩子说，你想做什么我都不会管，哪怕你掏大粪、清扫垃圾，都无所谓，前提就一条，不犯法，不去做损害他人利益的事情，足矣。你不需要超越我，也不需要成为专家学者、教授，我唯一的心愿就是你活得快乐，那我就幸福了。有一句话是这样说的："木秀于林风必摧之。"你做行业的翘楚，那你就要有被众人群起而轰之的心理准备。当明星好不好，自然是好，人人羡慕。但是同时，明星做事情会被无数人咒骂。所以我个人的幸福观就是，有吃、有穿、有住，也就是有基本的生活保障，再加上一个健康的体魄和一个健康的心理状态，就是最大的幸福。你是老板，你能做到让员工心甘情愿地努力工作，让员工知道他不是完全为你工作，他是为自己工作，那你就是真正成功的老板。你是一个打工的，能让老板觉得，第一你有能力，第二你可信，那你就是金牌打工者。你年龄大了，却仍然能吃、能喝、能睡、能走能跑，那你就是成功的。说这么多，还是借用《内经》里的那句话："恬惔虚无，真气从之；精神内守，病安从来。"

二、由幸福与烦恼的父亲想到的

有这样一个故事，在南方有个老父亲在老伴去世后，怕儿子受委屈就没有再结婚，一个人拉扯两个儿子。两个儿子也都很争气，读书读得很好，一毕业就从商了。老大开了个印染厂，老二生产雨伞，生意都做得越来越好，双双获得成功。两个人对父亲都很孝顺，随着父亲日渐老去，儿子们就把父亲接到家里去居住，老头也是很开心地去了。在大儿子家的时候，他经常去车间转悠，听着机器轰鸣声，看着车来车往地运送产品，老头感到很高兴；到二儿子家一看，雨伞的生产流水线哗哗的流动着，老头也忍不住地为儿子高兴。

有一天老头的朋友来访，朋友之间喝着茶，外面突然下起暴雨来了，他对朋友说："这下子我小儿子要发财了，外面下雨了，得有多少人买伞，想想就高兴。"但是正高兴着心里猛地一闪，忽然又说："糟了，我大儿子有那么多布晒在外面

（传统工艺布需要晾晒），这些布肯定来不及收了，这下损失可就大了。"于是老头就在那儿唉声叹气，这朋友一看他不高兴了，心想这个茶也喝不下去了，就走了，剩下老头独自闷闷不乐地想了好长时间。

过了一段时间老朋友又来了，一看老头不对劲，神色面貌各方面都很颓废，觉得老头是生病了，问他又说没有生病。老朋友就问："你没有生病，那你为什么才过了几天就这么憔悴，上次我们聊着聊着你就突然不高兴了，是我说错什么话，惹得你不高兴了吗？"老头就不好意思地说出了原因："自打上次突然下了雨，想起来小儿子的雨伞好卖，大儿子的染布要淋雨以后，我就一直在发愁。下雨天时我很高兴，因为我小儿子伞卖得好，能赚不少钱，但大儿子的染布要赔钱。晴天时我大儿子染布顺利了，我挺高兴，但转头一想，我小儿子的伞又卖不出去了。天天这么想着，我的心就油煎火燎的不好受。"老头的朋友听了后哈哈大笑，说："你不觉得你这个想法是很愚蠢的吗？第一，你左右不了老天爷，天该下雨还是下雨，雨该停自己会停，你伤心也没有用。第二，你能帮得上任何忙吗？你儿子们的生意从开始就是这样的，老天不会因为你的儿子是卖伞的，就天天下雨，也不会因为你的儿子是染布的，就天天晴天。你的两个儿子生意不是一直都不错吗？你为什么现在开始焦虑了。第三，你帮不上忙，整天忧愁搞得身体都不好了，你儿子还要为你的身体操心。所以你这是自寻烦恼，这不是疼儿子。"这时候老头突然明白了，心想的确是这样啊：不管是雨天还是晴天，我儿子不是一直在做雨伞和染布的生意吗，我焦虑有什么用呢，帮不上任何忙不说，还快把自己的身体搞垮了。

我一直把这个故事当作一个烦恼与幸福的典范。我们人活着也是一样的，任何人都不可能一辈子一帆风顺，做任何事情都有好有坏。你到达事业高峰的时候，一定要未雨绸缪，要告诫自己，人不可能一直走上坡路。同样的，当你走下坡路的时候，也要告诫自己，这是在蓄能，是为了更好地一飞冲天。如果能懂得这个道理，不纠结，不沮丧，踏踏实实做好每一天的事情，人就不会有烦恼。学习也好，做事也好，冷静地分析利弊，为更好的明天做准备，这样才是一个有智慧的人，才是一个真正活得明白的人，才是聪明人。

三、有用和无用

人永远不要看不起自己。每个人的人生都会有高峰和低谷，当受到挫折、心情很沮丧的时候，仍然要把自己看得高高的，为什么？很简单，别人可以看不起你，你自己一定要告诉自己，自己是有用的！

1. 祸福相倚

《庄子》里面有一则关于大柳树的故事。故事大意是这样的：惠子和庄子是好朋友，也是思想辩论的对手。有一次惠子对庄子说："有一棵大树，它的树干疙里疙瘩的，不符合绳墨取直的要求；树枝歪歪扭扭，不适应圆规和角尺取材的需要。虽然生长在道路旁，木匠却看也不看。你的言谈就像这棵树一样大而无用，大家都会鄙弃的。"庄子微微一笑，说道："这棵大树，既不担忧自己有没有用处，也不担忧自己是处在那种草木都不生长的地方，或是无边无际的旷野里。人们可以悠然自得地徘徊于树旁，或是逍遥自在地躺卧于树下。大树不会遭到刀斧砍伐，也没有什么东西会去伤害它，即使没有派上什么用场，却也不会有什么困苦。"仔细品读，你会发现这是一个很有意思的故事，老柳树长得很怪异，为什么怪异呢，因为它生长在路旁，很多人路过的时候会随手折根柳枝把玩。柳树的自我修复能力很强，断的地方会重新长出新的柳枝，但会留下疤，疤越长越大，时间久了，这棵柳树浑身都是疙瘩，也长成了参天大树，它唯一的作用就是遮阴。它为什么能够活那么久，因为它没有用，你想把它砍下来烧火，它身上都是疙瘩疤痕，劈不开也破不开；做家具更不适合；做房梁也是没有希望。它就是废物。话又说回来，就因为它是废物，所以才能够活那么久。如果它像杨树或者梧桐树那样，长得又漂亮又笔直，早就没命了。要么被砍了做房子，要么被砍了做家具，再不行也会被砍了当柴烧。你看这棵柳树连当柴烧的资格都没有，却最终得以保全，这就是没用里面的大用。

当我们沮丧的时候，就可以用这样的故事来激励我们自己。当然时代变了，命运也就变了，放到现在，这棵老柳树可就倒霉了，好树不会被砍的，这种树一定会有人砍，并且价格很贵。因为可以用它做茶台，老柳树奇形怪状的，做茶台刚好独具一格。所以说有用没用，其实完全在于看待的角度。你要这样一想就能明白，一个人幸福与否，完全取决于看待问题的角度。

我们练功也是一样的，以前我经常讲，年轻人练功的优势在快，为什么快呢？年轻人的身体好，处于一种神完气足的状态，所以年轻人工作劳累了，稍稍眯一会眼，就能恢复精神。有好的地方自然也有不好之处，年轻人练功最大的不足之处就在于年轻人思想太活跃了，难以守静。年龄大的人年老体衰，神气不足，势必不如年轻人，练功就会很慢。但是正因为人年龄大了，经历过风雨，心就很容易静下来。心静，神也就稳了。从这方面去分析的话，年龄大也未必不能练好功。这就体现了中国传统哲学思想里面讲的：祸兮福所倚，福兮祸所伏。

如果练功的人能够认识到这一点，年轻人练功时就不容易动神而焦躁，同样，年龄大的人也不需要因为自己年龄大了气血不足而去焦虑，因为年龄长了，阅历丰富了，就更容易守住神了。

2. 黄连救人无功

做人，我自己的口头禅就是："只有我能弯下腰，我才能够抬得起头。"我对任何人都持有恭敬的态度。人只有保持恭敬的态度，才能从别人那儿汲取营养、获取知识、得到启发，才能胸有才华，这也是修行。这就是我一贯讲的功夫在外，不是单单存在于老师讲的书本知识。我现在已经是知天命的年纪了，经常教导我自己：话说一遍就够了。就像很多时候劝别人一样，我不多劝，亲人之间，你说一遍是关心，两遍亲人就烦了，再说三遍，就会起到相反的效果，到最后本是好心关怀，反而令人憎恶。这就应了那句古话："人参杀人无过，黄连救人无功。"黄连救人却没有功劳，是因为它太苦了，而人的弱点就是宁愿吃糖甜死，也不愿吃苦存活。这也应了我家乡的一句土话：会说话的惹人笑，不会说话的惹人跳。同样的事情，我们如果能用让对方易于接受的语言讲出来，效果会更好；如果一定要用刺激对方的话去劝慰，尤其是相对亲近的一些人，反而会让对方暴跳如雷，难以接受，那就变成了黄连救人的无功。这就叫作修心。

修心就需要贯彻到日常生活中的点点滴滴，为什么？因为你修心需要一个和谐的环境，你天天唇枪舌箭的，的确能锻炼出你的诡辩能力，但是很多时候你赢了的时候其实也已经输了，因为你生了气，就难以静心，你不静心，"炼精化气，炼气化神"是不可能完成的。况且生气是最耗神的，就更不要说精气了。

四、过度的关心就是伤害

我自己的医疗机构是 2005 年注册的（丹麦），我运气很好，有许多医生会向患者推荐我这个中医医生。当年从 10 月 1 日开业起，一年门诊量是 5000 多人次（丹麦门诊每人的标准就诊时间为半小时，且丹麦没有中草药，只能使用针灸推拿的方式治疗），所以我工作任务相当繁重。到什么程度呢？很多人找我看病，要提前两三个月预约。那时候我一方面在为孩子的事情操心，一方面是忙于工作，夸张点说，连吃饭喝水的时间都没有。从早上 7 点多钟我就开始上班，一直到晚上八点多钟才下班。后来我累得不行了，工作累，心里也累，我就想出一个解压的办法：养花。丹麦的花很贵，好一点的要几千块，一般的也要几百块。我发泄式地一次买了许多花。当时心里想着，反正多余的钱都是交税了，花钱买花还可以放在诊所里面欣赏，很值得。我买的花太漂亮了，有的颜色很鲜艳，有的芳香扑鼻，让我身心愉悦，心生欢喜。我每诊疗完一个患者，都能有几分钟的空闲时间，我就会从这个屋走到那个屋去给花浇点水。谁知，两个星期那些花就大部分都蔫了。

于是周末我就去花卉市场问卖花的老板："你卖给我的花是不好的吧，两个星期花就都蔫了。"花店一到周末也很忙，他就随口应付我是缺肥了。于是我就买了很多肥料，结果不到一星期其余的花也都蔫了。于是我就上网查各种资料，终于明白，是我太喜欢这些花，太渴望花期再长些，香味再浓郁些，所以不停地浇水施肥，就把它给浇死了。我想这就是过度关爱，不停地浇水施肥，是我把我的花爱死了。

对孩子也是这样，我们过分地关爱他们，让他们没有喘息的空间，孩子就会觉得窒息，所以后来我对孩子就尽可能做到宽松，我对他们说得最多的就是只要不犯法、不违反道德规范、不侵害他人利益，愿意干什么就干什么，我不会指手画脚。只要他们能快乐幸福地成长，就够了。我又反过来想我自己，父母都是老农民，家里姊妹也多，没有太多时间管我们，我们照样成长得很好。所以说那个时候我就给当地的很多华人讲，放养的孩子一定比溺爱的孩子成长得更好，无论是身体上还是心理上。过度关爱孩子，会让孩子产生窒息感，也令孩子失去了自由发展的好机会。

后来我看过一个纪录片，北欧的一个海岛上有一种海鸟，在悬崖峭壁上产卵，鸟卵孵化之后，小海鸟就会慢慢地成长，等翅膀长硬的时候，海岛已经很冷了，小海鸟这时候就必须要飞走了，否则会被冻死。那么多小海鸟，就都从悬崖上飞起来了，当然也摔死了好多。但是活下来的都是能展翅翱翔的。那个时候我就想养孩子也是一样的道理，不经过挫折，等到将来走进高校、进入社会，也是受不得任何委屈的。为什么现在那么多孩子动不动就跳楼自杀了，就是因为父母从小的过度关爱。综合一句话就是：没有受过挫折教育，他就没有应对困难和挫折的能力。

五、放下才能幸福

有位出家人，他在当地很有声望，特别喜欢兰花。他自己收集兰花，他的粉丝们也帮他收集，慢慢地他就有很多不同品种的兰花了。每当兰花盛开的季节，各种颜色争奇斗艳，真是赏心悦目。他每天除了念经就是照顾他的兰花了，日子过得很舒坦。有一天他告诉徒弟："我出去讲经，你帮我个忙，好好地照顾这几盆兰花。"徒弟每天及时给兰花施肥、浇水，伺候得很好。突然有一天狂风暴雨，这个徒弟正好把这些兰花抱到外面晒太阳去了，兰花都放在一个架子上。于是他就冒着大雨去抢，但是一不小心架子倒了，兰花都摔得粉碎。这个徒弟就傻了，这可是师父最心爱的东西，爱护兰花就像爱护自己的生命一样，现在兰花被自己摔碎了，师父回来肯定要发火。这个徒弟又心疼又胆战心惊，忐忑不安地准备迎接师父的怒火。过了几天师父回来了，这个徒弟马上低头认罪说："师父，请您责罚我吧。"师父说："为什么？"徒弟说："因为我没把你的兰花照顾好，刮风下雨天放在外面不小心都打碎了。"师父哈哈一笑，这个徒弟更吓坏了，完了，看来师父气得不轻。结果师父笑完后说："我养兰花的目的是愉悦身心，你不是有意的，碎了就碎了呗，我因为这个生气，那我不是自寻烦恼嘛。"

这个故事对我印象很深，人生不易，每个人都有可能碰到这样或者那样的不顺，为什么不学学这位出家人的豁达态度。用笑脸、用内心的宽容来应对些许的意外，这样就很容易做到心止如水。当你的内心不乱的时候，没有愤怒的时候，你就是最好的修行人。自打我听过这个故事以后，我就牢牢记在心上了。无名火不动，不给自己找麻烦，不让自己去生无名之气，这样才能很快找到属于自己的幸福。那个时候我就告诉我自己幸福绝对不是买个好车或者搬进别墅，而是时时刻刻能保持自己内心的宁静，能够时时刻刻清楚自己想要什么。因为人的欲望是无止境的，当你不断地被欲望俘虏的时候，你就变成欲望的奴隶。就像挣钱一样，钱是永远挣不完的，欲望是永远不断翻新的，你就会永远为了欲望而烦恼，谈何幸福，谈何自在？佛家、道家都喜欢讲"活得自在"。怎样才能活得自在，就是不被欲望以及其他的身外之物绑架，不做它的奴隶，要努力地学着让所有的外在的东西做你的工具。比如说你有一台好车，你应该高兴，因为它增加了你驾驶的舒适度，最重要地是增加了你的安全。你有个好房子拿来增加你住的舒适度，让你心生欢喜，足矣了。其实幸福就是一种感觉，把它落实到你的生活工作之中就会发现，原来真正的自在、幸福是发自内心的，这就是修心的境界。

六、忘我的好处

只要涉及心灵修养这方面，都要讲个"忘"。像佛家的打坐，讲坐禅忘我，道家的功夫更不用说。"忘我"最大的好处是让人减少紧张感。

欧美人喜欢度假，在欧洲按照法律规定，每人每年有六个星期的带薪假，这就是所谓的年假。每年的五月到九月为了避免交通拥堵，政府允许企事业单位自己做主安排年假。这件事情发生在美国：有对中老年夫妻，五六十岁的年纪，中国人到了五十多岁就被称为老年人了，而在欧美，年龄不超过六十岁都被叫作中年，七十岁才是中老年。这对中老年夫妻开车度假。美国的森林我没去过，我不知道。欧洲的森林很大，无边无际的。碰到大的森林可能开车半小时都出不来。这对夫妻男人开车女人坐在副驾驶室。在森林里行驶时，突然一个闪电，路边的一棵大树就倒下来了，一下子砸到驾驶室座位上，男人被压到树下面了。女人爬出来一看，这么大的一棵树砸到车顶上，就赶紧打电话报警找救援，但是最近的救援要两三个小时才能赶到。男人在车里被压得话都说不出来了，还张嘴吐血沫子。女人赶紧运气，腾地一下把树掀到一边去了，然后把男人从车里拖出来，放到路边等着救援。两三个小时以后救援队来了，虽然说树被移开，男人被救出来了，但是树仍然压着车头。两三个壮汉（既然说壮汉，那应该是三四十岁，对欧美人士来说壮汉的力量是很吓人的）一起抬那棵树都抬不动，终于两三个壮汉喊着号子把树抬到一边去了。他们都觉得很惊讶，他们两三个壮汉使尽全力才能把树抬到一边去，而这一个弱女子，虽说欧美女人强壮，但怎么说也是女人，怎能把这么一棵粗壮的树掀到一边去呢。女人自己也觉得很奇怪，她再试一试抬一下，树动都不动，别说抬那么高了，抬都抬不起来了。后来这个事情轰动一时成新闻了，心理学家对这件事做了各种各样的解释，最后总结出一条经验，那就是："忘我"情况下人的潜力是无限的。为什么呢？因为在危及生命的时候，任何弱小的生命都可以爆发出令人难以置信的生命力量，创造奇迹。

就像小时候听过很多人说这样的笑话："八十岁的老太太没有被狼追上吃了的。"老太太那时候都是裹着小脚，所谓三寸金莲。年轻人可能不知道，像我这样的五六十岁的人都知道。三寸金莲就是像我妈妈那样的脚，那个脚都是断的，天天走路拄着拐杖脚都疼。但是我的家乡人居然说，八十岁老太太没有被狼追上吃了的。什么意思？那就是当你的生命受到威胁的时候，你就忘我了，你就忘记脚疼了、忘记你跑不动了，这是被迫的忘我。但修行人是主动忘我的，是通过特殊的打坐、调身、调息、调心使整个人身心松弛，从而达到忘我的境界。只有忘我了，才能消除身体上从肌肉到内脏所有的紧张状态，使身体从原来的紧张状态进入松弛状态，这就是最好的养生长寿方法，所以我们训练的就是这种忘我境界。

还有一种情况就是一练功就气冲病灶了，这时候做到"忘我"也很重要。例如平时腿只有一点点疼，练功反而更疼了。因为身体放松了，你的自愈能力提高了。这就叫气冲病灶了。个别人就会有短期的、短暂的症状显现，甚至加重状态。

有这样一个发生在欧洲的忘我故事。有个妈妈，她的儿子叫威廉。她很年轻的时候就和威廉爸爸离婚了，没有再婚，一个人含辛茹苦把孩子带大。威廉很懂事，什么都不用妈妈操心，学习也很好。小的时候威廉就告诉母亲，长大后一定善待母亲，让她过上最好的生活。果然这个孩子没有食言，等到二十多岁大学毕业后他就开始经商。也许是老天爷眷顾这位善良、有孝心的孩子，他经商很成功，也更加孝顺自己的母亲，孝顺到吃饭、出差、谈合同都带着妈妈。这位妈妈很满意、很知足。俗话说心宽体胖，人心情一好吃什么都香，并且她儿子有钱了，也吃得好。结果就越吃越胖，没有几年，胖得身材变形了。由于太胖了，她就不想做事情了，形成恶性循环。儿子说没有关系，不想做事情就请个保姆。请了保姆后，这位妈妈更懒了。四十多岁的人每天躺着吃、躺着睡，最后胖到走路都不行了。威廉这个孩子很孝顺，母亲不能走路没有关系，那就买个轮椅。但妈妈太胖了，普通轮椅坐不进去，威廉就定做了一个特大号的轮椅。从此以后妈妈就更胖了，连床都上不去了。反正有钱，威廉就请几个人每天照顾他妈妈，晚上把她抬到床上，早上起来再抬到轮椅上去。后来有一次夏天休假，威廉带妈妈去跑马场骑马，老太太觉得骑马很好玩，突然热血冲动，就想去骑一骑。对儿子说我想要骑马，儿子现在有钱了，身边也有随从，就找了四个大汉，把老太太推到一匹强壮的马边上，威廉就继续去骑马了。有人拉着马，几个人把妈妈抬到马背上去，结果抬上去一松手，马就喔哧一下被坐塌了。大家可以想象，马受惊的时候就会乱蹬蹄子、乱叫、乱跑，边上那四个大汉一看马发疯了，撒开脚丫子就跑。儿子在很远的地方骑马，回头一看马受惊了，马一受惊别人都跑了，马也跑了，但没看到自己的母亲。赶紧骑马回来找，没找到。他把那几个人找回来骂："你们怎么能这样呢，我母亲呢?"大家以为老太太必定被马扔到哪里了，没有摔死也踩坏了。就在大家慌忙找的时候，就听老太太喊："威廉，我在这里呢。"顺着声音一看老太太在一两百米外呢。大家赶紧过去，老太太说马一受惊我就下来跑了。大家都傻眼了，四个大汉只跑了几十米，这位老太太跑了一两百米，她怎么跑的。要知道，她瘫痪着，路走不了啊。当时这件事只是作为一个即时报道，没有任何评论，欧洲人的报道都很少加个人评论，但是我看了之后很震撼。老太太忘记了自己胖得不能动的事实，平时她的一切生活都不能自理，靠保姆打理。结果面对生命危险时，她"忘我"了，她比年轻人都跑得快，而且她一下跑了一两百米出去。

　　这个故事不是为了让大家觉得很好笑，而是要大家明白一个道理：人，如果知道了自己的潜力，再找到合适的办法，加以合适的训练，什么奇迹都可以创造。所以，每当我们身体不舒服的时候，除了适当的检查与积极的治疗，我们还要告诉自己："我有自我康复最好的方法——松弛。"通过调身、调息、调心，慢慢地练习，等达到忘我了，自我祛病的能力就直线上升了。现在唯一的要求就是：方法你得到了，下面就要坚持了。

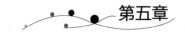

第五章

养生功法练习与健康

通过辟谷与养生功法练习实践，身体状态会得到明显改善。但有些人不懂得养生基本原则，正如《内经》中所讲："今时之人不然也，以酒为浆，以妄为常，醉以入房，以欲竭其精，以耗散其真，不知持满，时时御神，务快其心，逆于生乐，起居无节，故半百而衰也。"对于身体健康，辟谷期间短期的调整只能使身体状况起到暂时的调理，要想真正健康，还需在平时的生活中坚持养生功法练习，同时学习养生知识，严于约束自己，保持规律的作息与良好的心态，养成健康的饮食习惯，培养个人爱好，使自己的生活规律而丰富多彩，这样才能获得真正的健康——身心健康。

一、平衡之道——从欧洲人过敏想到的

欧洲空气质量是很好的，像我国南方的空气，干净而湿润。很多北方人一到南方，鼻炎、过敏可能就好了。国内很多人很容易过敏，一到欧洲不用治疗就好了，也是一样的道理。经常有这样的事情，有的中国老人在国内的时候有严重的过敏性哮喘，到欧洲探亲，他不用治疗也不用吃药就好了。但这么好的环境，南方和欧洲怎么也会有这么多人过敏？而且有一个现象很奇怪，很多中国的新移民，刚到欧洲的时候他就不会过敏，住个三五年以后反而是花草过敏。常规医学尤其是西医认

为过敏是因为有过敏原，花粉、尘螨什么的。既然中国人到欧洲过敏就好了，说明欧洲过敏原很少。但欧洲为什么这么多人过敏呢？

欧洲这边的过敏大多数都是花草过敏，比如说对我来说很享受的东西——草坪的味道，院子有片草坪，每个星期我用剪草机剪一次，剪完以后，我就恨不得躺在草坪上闻青草的味道，对我来说太香了。但是有些欧洲人就不行，闻到以后就喷嚏不停，鼻涕眼泪都下来了，有的人甚至眼睛都肿了。西医只有一个办法就是吃抗过敏药，并且每年的量都要叠加，越叠加越多。大家知道，是药三分毒，剂量越大，对人的危害也就越大。到了后来我就通过我们中医的针灸疗法来治疗欧洲人的过敏，效果相当好。于是乎每年的春节我就忙得不可开交，大量的花草、花粉过敏的人来找我。后来我琢磨，按道理来说过敏是要有过敏原的，欧洲很干净，干净到什么程度，就是一个月不擦皮鞋，但皮鞋仍然很干净。这么好的环境，为什么欧洲人反而容易过敏。

在百思不解的时候，有一个周末我剪草的时候，青草的芳香闻着太舒服了，于是剪完草我就把剪草机一扔，坐下打起坐来。这时候非常舒服，感觉自己处于一种似睡非睡、似醒非醒的状态，身心特别的宁静。这时候外面有人牵狗路过，那狗小声一叫一下把我惊醒了。这时候脑子里灵光一现，突然有个概念，欧洲人过敏正是因为太干净了。就像我打坐的时候一样，周围环境太安静了，几乎没有任何声音，偏偏这个时候，小狗轻轻一叫，如果是平常我专心做事情或者周围比较嘈杂的时候，狗叫声我是不会注意的，或者说是不会吵到我的。偏偏这个时候周围很安静，我自己也处于心身异常宁静的状态，小小的狗叫声就被我人为地放大了。这样一想我一下就明白了，欧洲人过敏正是因为平时环境太干净了，就像人在安静的环境下一样，人的免疫系统反应过度，反应过度就会好坏通杀，这种好坏通杀就出现了所谓的过敏症状。原来欧洲有这么多人患过敏是因为这里太干净了，这也正验证了传统的中国哲学思想里面关于好与不好的辩证思维。好里面包含着不好，不好里面包含着好。环境干净优美是我们宣传和追求以及追寻几十年的目标，但干净得过分反而容易产生过度的应急反应——过敏。

这个想法一直只存在于我一个人的大脑里面，并没有经过验证。一直到了 2017 年看中央电视台翻译的一个最新纪录片。纪录片是说英国有个患者患有肠易激综合征，他的症状是严重的消化不良，吃什么拉什么。欧洲是西医的发源地，西医是非常发达的，但是整个欧盟的医生对这个患者没有任何招数。最后医生和这个患者商量使用一种特殊的方法，让患者尝试用蛔虫疗法。就是人为地让他吃蛔虫卵，但是只吃一点点，然后让蛔虫在他的肠子里面生活。那时候这个患者已经走投无路了，加上西医学蛔虫驱虫不是问题，于是这个患者同意了。一个多月以后，这个患者症状显著改善，到两三个月，他就开始变胖起来，能正常地劳作、学习。当然纪录片最后也特别注明，这是非常规的疗法，仅供参考。

这个故事给我一个启发，原来人类对很多所谓的病毒、细菌乃至寄生虫都是需要的，这里面就存在一个量的问题，也就是平衡。量多了固然不好，但在一定的范围内也许对我们是好的。在几千、几万年甚至多少万年的人类的进化中，我们的身体已经适应了各种各样的微生物和寄生虫的存在。BBC 纪录片《与寄生虫共存》就提出"适度的寄生虫对我们也许有益"的观点。到了后来我就想这其实也应了一句古话："物无对错，过则存灾。"就像看到经济犯坐牢，人们会说是钱惹的祸。是钱惹的祸吗？不是的，是人的错，是人作为主人、主体没有正确地使用和把握金钱。

做人做事都不可以偏极左或者偏极右。在这个世界里，存在的一定是有道理的，走极端一定是错误的。就像草原上有狼、有蛇、有羊、有牛、有兔子、有老鼠，你喜欢什么？很少有人喜欢狼和蛇，因为狼会吃掉羊，有时候还打个牙祭，吃人；蛇有时也会咬人，所以人不喜欢狼和蛇。但是把它们都杀光的话，我们人肯定就生存不下去了。因为狼最大的食物来源是野兔，蛇最大的食物来源是老鼠。一般情况下，他们不会主动地攻击更高级的动物——人类，当然饿极了或受到了惊吓，也是会吃人或咬人的，他们吃肉纯粹是生存的本能和需要。越低等的动物，它们的繁殖能力越强，老鼠和兔子，几个月一窝，一胎好多个甚至十来个，因为低等生命有很多天敌，所以就靠着大量的繁殖来维系生命的延续。假设我们人类由于个人的喜恶，把狼和蛇杀光了，那势必兔子和老鼠的天敌就没有了，它们的幸福生活就来了，就会大量地繁殖。那我们想一想，野兔吃草原上的草，老鼠吃草根，那很快草原要沙漠化了，一旦草原沙漠化，当羊和牛没有吃的快要饿死的时候，草原上生活的人也就没有主要食物来源。所以说很多时候世界就是这样，你懂得了这里面的规律，也就是平衡之道，你就能很好地、幸福地、开心地活着。

二、放松与身体的同步共振

频率大家都知道，男人的声音频率和女人的声音频率是不一样的，为什么有人唱歌我们觉得很好听，有人唱歌我们觉得不好听。根据现代西方医学的研究，身体的脏器、细胞、任何部分都有它的固定频率。这种频率很低，我们平时察觉不到，倘若某种外部的频率能暗合到身体某些部位的频率，你就会觉得很愉悦；我们讨厌噪声，因为那种频率干扰了人体脏器乃至经络的正常运行频率，这就是磁共振的原理。人只要活着，就会用一种波动的方法来维持人体运行，比如血液，经过心脏的推动，通过血管运行全身，输送营养并运出垃圾，这种血液流动一定有它固有的频率。当一个人生气、愤怒、忧愁、焦虑等各种负面情绪产生过多的时候，必然影响正常组织器官的特有频率和运动，也会影响血液的正常运输，这时候，人体正常的疏泄功能就会受到影响。营养可能就输送不到该输送的地方，垃圾也可能就留下来了，人就生病了。现在你可能就明白了，为什么我要讲频率，因为共振对我们非常重要，练功时我们要求放松，所谓松则通，也是同步共振的原理。

中医里面有个词叫卫气，顾名思义就是围绕整个躯体的一种气，就像地球有卫气，地球的卫气就是大气层。有时候太空当中有垃圾或者陨石被地球引力吸引，奔向地球，那它首先可能就被这个大气层给烧毁了，这就是我们有时候能看到流星的原因。我们的身体也是一样的，区别无非就是薄厚的不同。我在长期的工作实践中发现，如果一个患者不相信医生的话，往往治疗效果就不好。为什么？因为不相信医生的时候，在治疗过程中患者的卫气就会变得很硬、很坚固，把所有外来的能量都视为外邪推出去。治疗自然就事倍功半，这就是经常说的"信则灵，不信则不灵"的道理。这也是为什么从古到今，真正行医的人都讲"病治有缘人"。医生想帮助这个患者，同时患者对你有充分的信任，那往往治疗效果会出奇得好，这就是两个巴掌拍得响的道理。比如你现在讲话刻意地拉低声音，放慢频率，或者听一些缓慢低频的音乐，试试效果有什么不同。

声音能传播出去靠的是空气，它是一种波，这种波一定从一个人身体里面传播出去震动到另一个人的身体，使另一个人的身体有所反应。当一个人身体很放松的时候，就可以与这个低频声波产生同步共振，身体哪里不舒服，就可能通过这种同步共振得到调整。年轻人可能没这个经历，年龄大的人知道，过去老太太在筛粮食的时候，有个工具叫簸箕，拿着簸箕就在手里上下颠振，这是在产生振动，振动的好处就是升清降浊。正如中医所说"人老先从腿上见，弯腰低头腿发颤"，为什么呢？阴阳颠倒了。健康的人应该是"清阳上升，浊阴下降"，老人阴阳颠倒的时候，清阳不升，浊阴不降，就变成了下面轻上面重了，头重脚轻，走路不稳，头向前冲着。当身体特别放松的时候，这种缓慢低频的能量波就能同步身体的能量波，就像筛簸箕一样，让重的东西沉到底下，轻的东西往上走，就正好符合人体清阳上升，浊阴下降的原理，这就叫能量的同步共振。你本来就相信，卫气是接纳的状态，身体又很松，得到的效率就会高，治疗效果就会更显著。你排斥或者不相信，你的能量场是关闭的，卫气就会变得很厚，这时候效果就会很差。就像桌子的密度和地毯的密度一样，密度越低越容易吸收水，相反密度越高，水进去的可能性就越小。

为什么有时候我们说这个人有王者之气、君子之气。虽然有时候是调侃，但是也说明每个人都有气场。有的人就是天生具有领袖气场，这就是老百姓说的，人家就是当老板的料，大家都听他的，这是个人气场决定的。气场是什么？气场就是能量场，用现代科学来解释就是物理方面的电场、磁场。可能有人说哪里来的电场，其实就是生物电。我们人心脏不舒服，医生可能就告诉你了，做个心电图吧，一做心脏的波动就出来了。因为心脏是个发动机，他既然能发动就有电，有电就有磁，所以，一旦我们身体哪个部位出了问题，这个部位的能量场、电磁场一定是紊乱的。这种情况下，当然可以通过做手术、吃药来矫正，但是外因永远是影响疾病的次要因素，通过声音等能量场同步共振能量场的方法来治病，就像用大磁铁磁化铁块一样。虽然每个铁分子都有磁场，因为分子排列是混乱的，每个小磁场的南极北极是混乱的，相互抵消了，整个铁块就没有磁场了。当我们用大磁铁的强磁场轻轻划过的时候，每个铁分子的磁场就一致了，这个铁块就被磁化了，同步了，然后这个铁块就带有磁场了。我们人也是一样的道理，当你练功一段时间之后，别人坐在你旁边时会感觉很舒服的原因。因为你成了一个大磁场，他有点不舒服，坐在你旁边就可能被你这个磁场同化，南北极不混乱了，这也是同步共振的原理。有的人善于放松，有的人不善于放松，同步共振效果就不同，当然还要看磁场的大小了，效果也会不同。比如说在临床中给有些人针灸，越强调患者放松患者越紧张，到最后肌肉像铁块一样，这时候硬扎进去，患者会疼得哇哇叫。因此，在治疗过程中，只有充分地放松，医生对患者高度负责，患者充分地相信医生，医生和患者之间才可能产生更好的同步共振。

三、治病求本与气冲病灶

现在的人生病之后一般都很着急，如果吃了药疾病立刻就好了，会说这个医生是好医生，药到病除，否则的话就很着急。实际上，吃药之后症状马上就没了有时候未必是好事情。有句话叫"好医生慢郎中"，这是治疗理念上的不同。比如过去部队用的止泻药，效果非常好，吃了泻痢马上就能止。很多人就说，部队上用的都是最好的药，效果立竿见影。但立即止住泻痢真的是好事情吗？吃坏了拉肚子，是肠胃受到有害物质刺激之后在排毒，把有毒、有害的物质排出去，所以这时候用药就是要保证不出现水液失衡的条件下，适当地拉一拉，把毒素排出去，而不是立刻止泻。但行军打仗随时可能面临战斗，不能长时间拉肚子，于是需要吃药马上止泻，泻是止住了，但是把毒留在了体内，以后可能会出现其他的病。所以应该知道，部队上的止泻是应急用的，不能在平时常规使用。所以用药见效快不一定是好事，中医讲"标本兼治，治病必求其本"，很快把症状控制住了，并不代表病好了，治病没有除根，病就容易复发，或者出现其他的疾病。而往往治病去根，需要较长的时间，治疗过程中还可能出现气冲病灶的反应，出现各种不舒适。而止住症状往往就很快了，并且身体可能没有不舒服的感觉，但是这种治疗没有治其根本。所以吃了药症状没了，有时候并不一定是好事，治病不能一味讲求一个快。

大家有没有注意过，人小的时候有哮喘，随着年龄增长慢慢的哮喘就消失了，等到年龄大了以后，五六十岁又开始发作了。也就是说小的时候身体弱，病显现了出来，随着年龄增长，进入青少年时期，正气上升，身体强壮，人的体力、精力达到顶峰状态，病暂时被压制住了。但到五六十岁的时候，人的体力、精力都走下坡路，病就又出来了。所以说传统的中医讲的是治病必求于本，怎么取其根本，就是消灭病灶，这时候可能就会很慢。

练功到一定程度，很多人会气冲病灶，其实就是俗话说的挖病根。气冲病灶的反应，有的人时间很短，有的人反应轻，有的人反应重、时间长，因人而异。比如说有人头疼，一练功一放松，头反而更疼了。这是因为人放松的时候，体内的"气"冲击经络，开始清理血管淤积，清理的过程中会产生反应，这种反应传统说法叫八触相，或十六触相。首先是热，就是练功过程中，身体感觉热或者温暖，很舒服！这是体内阳气充足的表现。再者冷，一般患有关节炎、风湿等疾病的人，练功过程中会觉着腿、胳膊或身体哪个地方就像一阵小风吹来一样，这是体内的寒湿之气通过这种放松排出来了，排的过程当中就有凉的感觉，有吹风的感觉。热、凉、酸、麻、胀、大、小、痒等各种反应在练功时都会出现。有些人说练功后觉得自己长高了，也有人说觉得变得很大、很胖，也有人觉得自己慢慢地变得很小。很多人会感到痒，不要小看痒，大家可能都有这样的记忆，小的时候比较皮，跑啊跳啊的，不小心摔倒了，碰破皮了，然后两三天以后就痒得不得了，四五天以后一看疤掉了，好了。年纪大了不小心碰破皮，疤就不容易掉了，因为自我修复能力差了。小的时候，人的生命力是非常旺盛的，生长激素分泌旺盛，皮破以后痊愈得较快，会痒得受不了，这是血液重新供应到这些新生组织的反应。既然生长激素这么好，是不是可以多给老人服用，答案是不能。人成年以后，身体不需要生长激素的时候，生长激素释放就少了，少量的生长激素存在是为了维持生命，而过多就会加速衰老。本来这个人寿命是八九十岁，但用的生长激素多的话，可能六七十就挂了，这也是物无对错，过则成灾的道理。肺部有毛病的人，可能会出现全身发痒，甚至出疹子；胃肠有毛病的人，胃肠会出现莫名的发疼发痒；有些人脚脖子突然很疼，再一问以前扭过脚，但是已经是很久以前的事情了；有些人开始不停地嗳气；有些人的胃肠一直在咕噜咕噜地叫个不停……这都是练功过程气冲病灶的反应。其实过去的老医生有这样的经验，在病愈前，身体肯定会有一次气冲病灶的反应，或者是大便的异常，或者是身体某部位的异常疼痛等感觉异常，这时候就是身体去病根了。所以说，不管练功时出现任何舒服的或者不舒服的反应，都要把握住一个原则："坚持，并且保持一颗平常心，也就是说，出了反应不需要高兴，没出反应不需要沮丧。"

四、口水与情志养生

传统道家理论尤其是丹道修习理论里面讲人体是有大药的。要炼丹，首先要采药，因为炼丹要有药才能炼。大药就是我们的口水。口水是人体最重要的津液，每次打坐或练习其他功法的时候，口腔里面会不知不觉地产生很多口水，这就是药，这种口水是微甜的。那么怎么采药呢？古人是用一种技术，叫赤龙搅海。海就是口腔，赤龙是舌头。赤龙搅海，就是用舌头在口腔里搅动，越搅口水越多，口水多了就要分几小口，一小口一小口把它咽下去，用意念把它带到小腹之内，这就叫采药。

唾液能帮助人体进行水谷运化，唾液状况还能直接反映人的身体状况，包括心理状态。中医医生经常问："你口苦吗？"如果说口苦，就会继续问："有胃口吗？"口苦纳差，就是说口苦没有胃口。苦跟心脏有关系，有火了急躁了，口水就是苦的了，食欲也不振。西医医生不会问这些，但是西医医生会根据化验结果来判断。20 世纪 80 年代西方的科学家做了一个实验，他们将受试者随机分为两组，采集唾液。一部分是每天看起来笑嘻嘻、很高兴的人，另一部分是有各种不良的情绪，容易愤怒或者容易哇哇叫的人，当然他们是用心理量表来统计区分的。最后就发现心情愉悦的人，唾液里面含有大量的对身体有益的酶，而处于不良情绪状态的人，唾液里面则含有一些"毒素"。可想而知毒素是自己的情绪制造出来的。西方医学进行了深度的生化分析，发现口水里对人有益的酶能促使身体更加健康，口水里的一些"毒素"，经过提纯足足能毒死一只小鼠。所以如果经常想不开，爱生气愤怒，那就是喂自己毒药。

《素问·上古天真论》中说："上古之人，其知道者，法于阴阳，和于术数，食饮有节，起居有常，不妄作劳，故能形与神俱，而尽终其天年，度百岁乃去。"这里的天年是指一百二十岁，但大多数人都活不到一百二十岁。古人生活条件特别差，吃不上、喝不上、穿不上，再加上战争，大都只能活六十岁，所以过去常说，人到七十古来稀。现在人生活条件这么好，为什么不能活到一百二十岁，就是情绪。所以说回归我以前讲的那句话——平衡是道，当你认为你的生活条件还可以的时候再去过度贪婪，那就是"过则成灾"。例如盐是我们人生存的必需品，不吃盐就会乏力，但是如果食用盐过量，一是损害心脏，二是血压升高，三是血管可能会硬化。

人有喜、怒、悲、恐、惊，情感细腻，人因为有太多的欲望，容易被情感伤害。我一直思考一个问题，癌症已经成为当今社会的威胁，也是人寿命的最大威胁之一，但是极少听说精神患者患癌症，因为精神患者活在他的世界里，该发泄的情绪可以随意发泄出来，不再压抑自己。所以我总结了一条经验，那就是情绪是双刃剑。好的情绪可以让人健康长寿，不好的情绪则会损伤人的身体，甚至置人于死地。我们在生活中观察一下，那些长寿老人基本上欲望都是很低的，不太容易和别人争论高低，或者发生争执。这些人的情绪就不会对身体造成伤害，也就是说他们懂得应该怎样控制情绪、发泄情绪。一个人能学会掌控自己的情绪，他一定是人生的赢家。但这一切都需要不断地学习，不断地训练。

五、学会接纳——谈谈情绪的消化

生活当中，人除了需要接纳、消化、运化食物，还需要消化情绪。人生活在社会当中，不可避免地会碰到不同的人，不同的事，会碰到喜欢的、爱的，也会碰到不喜欢的、憎恶的，并且喜欢和憎恶绝对不会随着个人意志的转移而转移，不会因为喜欢而扩大，也不会因为憎恶而消失。所以人需要做的就是接纳，接受事实。《论语·乡党》中说："食不厌精。"意思是人一旦有条件，喜欢精而又精，既要求食物精美，也要求制作精细。同样的，人总是想与自己关系好的朋友、同事在一起，这是人之常情。但是忽视了一点，世界不是个人的，即使权力大到像美国总统那样在顶峰的人，照样不能为所欲为，照样有人会针对他，甚至弹劾他。所以古人总结出一条经验：人生十有八九是不如意的，如意的也就那么一两件事。人要为自己的衣食住行打拼，为自己的明天负责。人到中年，上为老负责、下为小负责，人就要接受现实，要脚踏实地去做喜欢的或者不喜欢的事情，因为这就是生活。

关于消化的问题，物理方面的消化和心理方面的消化是密切结合的。人为什么喜欢吃，因为在吃的过程当中，色、香、味都让人很愉悦。享受美食的时候，人觉得很开心。情绪也是一样的，为什么人碰到所谓的让自己不开心的事会烦恼呢？这就是我讲的对情绪的消化问题。没有经过系统的训练，或者没有受到特别的点拨，就不懂得如何消化情绪。首先要知道世界上所有的事物都具有阴阳两面性。比如说有人喜欢白天，讨厌黑夜，原因是有人怕黑。事实上没有黑哪来的白？黑和白是相比较而来的。情绪的消化，需要人站在另一方面去看，在工作当中因碰到困难而烦恼的时候，想想还有无数的人为找不到工作而烦恼。烦恼的不同是有人为工作的困难烦恼，找不到工作的人是为明天早餐在哪里烦恼。所以说要善于比较，会比较才能消除情绪，找到幸福。

关于情绪，其实从国外到国内，有无数心理学界的人都在研究。不良情绪能够使人产生诸多症状，比如头疼、肚子疼、躯体疼、肌肉疼等，甚至可以说，大部分疾病包括癌症，全部和心理有直接关系。所以说，我踏入医疗这个行业，一直在高调地呐喊："医病重在治心，身心同治才是好医生。"同时我也提出一个论点："优秀医生必须既能治病，又能治心，要身心同治。"因为躯体症状能加重心理负担，使心理产生问题，同时心理问题也能使躯体产生症状。林黛玉怎么死的？因为思念，因为所谓的爱，造成茶饭不思，忧郁而终。再想想范进为什么疯了？是高兴过度。所以学会接受，做自己情绪的主人，才可以克服生活当中的情绪难关。

做情绪的主人，首先要明白各种情绪都是在历练你，让你变得强大，是壮大自己最好的养分。纵观历史上的人物，哪个不是经过风风雨雨才成就后来的伟大。比如说弘一法师李叔同，佛学方面颇有成就，但看看他的成长过程，充满了坎坷。他怎么出的家？因为一身疾病，病得实在不行的时候，他的一个朋友发现了断食疗法。李叔同为了治好自己的疑难杂症，就开始断食。这个老先生很了不起，自己跑到山上去断食20多天，最后疾病得到明显缓解，写出了辟谷日记。所以我就经常琢磨：对伟人来说，所有的苦难、灾难都是成就他最好的磨刀石；对你我来说，所有的不顺，所有的不好，都是为美好的明天来做准备的，都是上天送我们的礼物。

讲个在外国听到的故事。有位老兄很努力，他不断地攒钱买地，辛辛苦苦好多年后终于成为一个农场主，有很多地，又雇了很多人，但是他觉得很辛苦，常说"我挣钱不易，你看我管理这么多农庄工人，每天要安排他们工作，然后吃喝拉撒睡样样都要我管，钱挣得好辛苦。"但是他喜欢钱，他有个幻想，说哪天我能躺着都赚钱那就幸福了。突然有一天碰到一个伙计，这个伙计叫卖东西："两百个金币我就卖！"这位老兄觉得很奇怪，什么东西敢卖两百金币，还好像自己吃亏了。他很好奇地问这个伙计："你卖什么东西这么贵？"那人说："卖一个特殊的人，这个人他能给你做任何事情，只要你下达指令他就做，而且绝对成功，并且他没有情绪，不会说不。另外还有一个最大的好处，就是他不吃饭、不睡觉。"这个农场主一听，心想那也太好了，这样的好事到哪里去找啊，于是很高兴地说那我买了，两百个金币没问题。买了之后就把这个所谓的人带回家了，然后这个特殊的人就开始给农场主干活了。农场主说你给我修理房屋，很快这个人就完成了。然后说你给我盖房子、盖新仓库，这个人也马上就盖出来了。总而言之，各种工作，只要下达指令，他很快就做完了，而且不眠不休，不吃不喝。我的天哪，这个农场主开心得不行。然后这个人随着对环境越来越熟悉，工作效率也越来越高。这个老兄呢，下达指令的次数也就越来越多。等到后来绞尽脑汁去想让他干什么，而不是说我还有什么没干。一天就想着让他干什么，因为他干得太快了。几个月下来家里实在是无活可干了，并且自己也被累得不眠不休。因为这个人总是不停来找他说："主人我干完了，下一步干什么？"不管你睡不睡觉，吃不吃饭。这农场主累得实在不行了，不小心打盹了，打着打着就来了一句："你随便干。"那这个人也实在没事可干，就把程序反过来了，拆房子、拆地，反正各种破坏，按照原来的程序，通通还原。等到最后农场主从一个大财主变成了一个穷光蛋。这个人后悔死了。这个故事能流传很久，在于故事的寓意。这个故事告诉我们："做人做事一定要踏踏实实，一步一步，任何事情不能贪婪，只有经过努力才能有所收获，我们不能逃避困难。"

我经常告诉我自己，人到中年，要学会接受、接纳，老天爷给我们什么，好与不好的我都要通通接着，因为我们是俗人，必须接受生活的现实，只有这样才会发现生活是多么美好。就像我们很多人会做菜，做菜的乐趣就在于能把平常的食材，通过你的手艺做成人间美味。对于吃饭也是一样的，天天吃鱼吃肉，忽然有一天说吃腻了，吃个青菜吧。天天吃菜除了甜的就是咸的，突然说我要吃苦瓜，虽然苦你还主动想吃呢。所以说人生就是如此："人生和吃饭一样，酸、甜、苦、辣、咸缺一样，人都不乐意。"懂了这个道理以后，当你不能消化遇到的种种的时候，就告诉自己："时间是能够治愈一切病痛的最好良药。"如果你不给自己时间就很容易出问题。很多事情，除了靠你个人努力，更多的是需要靠时间来解决。财富的积累、知识的积累等都要靠时间。就像王阳明说的，知还不行，要知行合一，这才是人间正法，才是我们应该去做的。

六、要想身体安，三分饥和寒

传统中医理论明确指出"要想身体安，三分饥和寒"。就是说如果你想身体健康、长寿，就要吃个七分饱，穿个七分暖。只有这样，你的身体才能保持最佳状态。记得小的时候，经常有人会对我说："要好好读书，读书读好了你可以坐在办公室，风吹不着，雨淋不着，太阳晒不着，轻轻松松拿工资，多么幸福啊。"现在想想，风吹不着，雨淋不着，太阳晒不着，就是幸福的吗？甘蔗没有两头甜，老天爷真的很公平，给你了这个不可能给你那个，他不可能把所有的好东西都给你一个人。比如说现在的人多么幸福，夏天有空调，冬天有暖气。但是我们忘了一条，人的身体经过多少年的进化，已经适应了夏天出汗，冬天打哆嗦。夏天出汗，不单单是散热，还能让身体排毒。现在有些人还有个错误的认识，大热天活动后一出汗就说："我虚了，你看我动一动就流一身汗，我身体太虚了，我要补一补。"到冬天一出门冷得打哆嗦了，就赶紧把厚衣服穿上。其实冬天出门一打哆嗦，说明身体就要开始"发电"了。一哆嗦，就起鸡皮疙瘩了，大脑就告诉身体："抓紧分解脂肪，来产生热量、抵御寒冷。"原来是这个道理，这么一冷，是在消耗脂肪了。但实际生活中我们都忘记了这个道理，就怕冬天稍稍被冷一下。夏天出出汗，本来可以排毒，促进新陈代谢。但是我们不出汗，热一点点就吹空调，一会从空调屋里出去了，外面热个半死，汗毛孔打开了开始出汗，但是身体还没适应过来，然后噢的一下又进空调屋了，张开的毛孔来不及闭合，就让寒气进来了，然后毛孔又赶紧关闭。这样毛孔不停地张张合合，寒气、湿气很容易就通过张开的毛孔进入体内了。这也体现了福祸相依的道理：你享福的同时，是拿你未来的身体健康作为代价的。人有强大的自愈系统或者说是自我调节系统。只要你心中不慌，然后让他去折腾，该热的时候一定要热，该冷的时候一定要冷，那你自自然然的身体就越来越棒。现代人食不厌精，也是一样的道理。吃得太好了，吃的都是人间美味，于是吃了还想吃，最后这个肚子像吹了气一样，胖得走两步路就喘得上气不接下气。有人就跟我讲，我心脏跳得不行了，跳到一百多下了，但检查心脏又没问题，我就笑了，都是贪吃惹的祸啊。

七、无欲守其妙，有欲守其窍

什么样的人容易失眠？第一类是有钱可以闲下来的，第二类就是脑力工作者。大家想想重体力劳动者，有几个失眠的，他们睡觉的时间都不够，没时间失眠。相反，有钱有闲的人，大脑里面有很多想法，目标很多很多，思想三跳两跳的，就会很烦躁，容易失眠。所以古人针对这类人，就提出了要学会"守"。《道德经》里有句话："故常无欲以观其妙，常有欲以观其徼。"就是说"无欲守其妙，有欲守其窍"。当你练功进入状态了，感觉好舒服，你轻轻地守住这个妙，这个妙就是很舒服的这种感觉，就叫无欲守其妙。当你没有感觉的时候，那就守其窍，什么是窍？就是那个点。比如我说，全身放松，那你就守住这个松，这就叫有欲守其窍。当思想开小差的时候："哎呀，我家养的小鸡下蛋了吧，我不捡会不会被别人偷走呀。"其实你在这里练功，偷走偷不走你帮不上忙，想来想去有用吗？所以说很多时候要学会该放的放，才能守得住窍。我经常说，碰到问题你首先快速思考，我能解决吗？能，既然能解决还顾虑什么；不能，既然不能愁也没用，就随它去。连毛主席那样的大人物都说："天要下雨，娘要嫁人。"意思就是随他去吧。一代伟人都会碰到解决不了的事情，我们碰到人力不可解决的事情，为什么一定要扮演上帝才能扮演的角色呢。所以很多时候要学会说：随他去罢，我尽力了，我努力了，我没有懈怠，对得起自己就可以了。

只有身体强壮了、健康了，精神才能愉悦，做事的效率才能高，活着才能痛快、自在。我碰到很多人说自己生活有很多不如意、不完美。我就笑了，我说生活中有完美吗？没有的。月盈则缺，太阳上升到中间，这时候最热了，最舒服了，但它一定会下去，这就叫道，也叫规律。太阳一定会从东方升起，西方落下，这是符合太阳和地球运行规律的。很多事情我们既然做不到，为什么一定要扭转乾坤呢！年轻时我们要做的就是尽最大努力，把为了生存而做的工作做好。然后年龄大了，把身体调理好就是对子女最好的疼爱，不让子女牵肠挂肚，好让子女努力去打拼，这就是老人对家人最好的奉献。中年人更是如此，要有好的体魄，才能上面顶起天，下面撑住地。生活要懂得收放，该忙的时候一定不能懈怠，该放松的时候一定要松下来。这样的日子、这样的生活才是你的。否则就是再所谓的成功，没有身体了一切都是空的。

人最大的缺点就是只看到别人光鲜的一面，看不到别人光鲜背后辛苦、流血、流汗、流泪的时候。就像我在欧洲认识一位老先生，走路都颤颤巍巍的，开了一个旧货店，他卖的东西太多了，东西的价格有时候你都不敢相信，可能一块钱还送你一个。有一次我就问他，你缺钱吗？他说我不缺钱。我就问，你都八九十岁了，还做这些干吗？老头说，我享受数钱的感觉。我突然明白了，他做的事情，他能找到愉悦感。哪怕一天能卖一块钱，他也会觉得自己很成功。这时候我有种顿悟，人活着就是在寻找快乐。就像很多欧洲人去钓鱼，我也去钓鱼，他们比我专业，他们的鱼竿几百块钱一个，鱼饵也特别好，经常能钓上来大鱼，特别得大，我钓到的就是几条小鱼。他们钓上来很大一条鱼，然后就开始照相，一个个乐呵呵的，照完相，哗的一下，把鱼扔回海里了。我就傻了，我说怪不得都说西方人傻帽呢，真是傻得不轻。后来看多了我就明白了，他们个个都是傻帽，他们钓鱼很少有人拿回家的，他们辛辛苦苦钓那么长时间的鱼，就是为了这一下子，证明我赢了，就为了这一点。当然也有拿回家吃的，但大部分情况是扔回大海的。后来我有一个朋友，与我关系一直很好，五十多岁了，找了一个大他二十岁的女人做老婆，那女人把他照顾得无微不至，他们过得很好，后来他老婆突然去世了，他不能接受，得了抑郁症，隔三岔五到我这来治疗，治疗效果很好，但是我不想这样。第一我不想让他一直来，第二我觉得他要疗伤。后来我就问他有什么爱好，他说钓鱼呀，我说你坐飞机去其他地方钓去。他自己用中文说灵光一现，他说他自己怎么没想到这么好的主意。后来他就经常坐飞机去俄罗斯钓鱼，每次去要花好几万，这好几万不是用于别的，是用来买渔具、保险的。过了半年，他又来了，专门感谢我，他说他的抑郁症彻底好了。自己的兴趣爱好把自己的病治好了。所以我们练功要记得，学会忘我。当你明白这个道理以后就知道了：生病不可怕，可怕的是你对疾病的态度。进入忘我的状态，与大自然的磁场产生了同步共振，很多疾病很可能就神奇地好了。

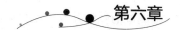

第六章

限食疗法基本知识

限食疗法在欧美许多国家以及新加坡、泰国、日本等国正在成为一种时尚，被认为是一种"绿色"的自然疗法。英国BBC电台制作的纪录片《限食与长寿》记录了 Michael 关于限食与长寿关系的调查结果，认为适当限食可提高健康水平。国内外的研究也表明限食疗法可以延缓衰老，延长生命周期，提高人体许多功能指标等。目前国内限食疗法的临床研究已经起步，并取得了可喜的进展。

第一节　限食疗法概述

一、限食疗法的定义与分类

顾名思义，限食就是限制饮食的意思。限食疗法，就是在一定的时间内，限制热量摄入，达到治疗疾病的目的。限食疗法是回医的特色疗法，在西方医学与中国传统医学中亦有类似治疗方法。根据限食时间的不同，限食疗法又分为长期连续限食疗法、短期连续限食疗法、间隔一定时间重复进行的限食疗法等。根据限食期间热量摄入量，限食疗法又分为低热量限食疗法与极低热量限食疗法。有学者将极低热量限食规定为每天热量摄入 800kJ 以下，低热量限食规定为每天热量摄入 1200kJ

以下，这个热量摄入的设定未考虑不同人种体质及不同个体基础能量消耗的差异。回医限食疗法对每天饮食热量摄入没有严格规定，根据实践应用经验，七天以内的极低热量限食疗法每日热量摄入量多在平均 300~500kJ 范围。短期连续限食疗法的限食长度为 2~14 天，多采用极低热量限食方式。长期连续限食疗法限食时间延长，考虑患者耐受性，一般采用每日热量摄入 800~1200kJ 的低热量限食方式。间隔一定时间进行的限食疗法一般间隔时间为半日或一日，例如间隔几日限食一日、隔日限食、日间限食等，可增加限食疗法的安全性。传统的回医限食疗法为间隔一定时间重复进行的日间限食疗法，但由于打破进食规律，极易引起胃肠道不适，根据治疗需要，目前短期连续极低热量限食疗法临床较为常用，例如七天以内每日 300~500kJ 热量摄入的短期限食疗法。

二、限食疗法的特点

（一）整体性

限食疗法是以改善整体功能状态，提高整体健康水平为目的的治疗方法。一般治疗方法，都需要先明确诊断病情，然后根据疾病状况进行针对性的对症治疗。限食疗法的治疗是建立在整体调节的基础上，治疗方法简单而有效，是属于宏观调控的整体疗法，限食疗法有其优势病种，但是其治疗效果是建立在提高整体健康水平的基础上，是一种整体疗法。

（二）主动性

限食疗法是在医生指导与身体指标监控条件下，患者以自我感受为主体，调节自身饮食，以达到治疗疾病的目的，是一种以患者主动性调控为主的治疗方法。在数千年的医学发展史上，无论何种疗法，起主导作用的是医生的技术和药物的作用性能，患者总是被动地接受治疗，听从医护人员的安排。限食疗法治疗过程中，医护人员起到辅助作用，对自己饮食食物的调控主体是接受限食的患者，患者可根据自身实际感受在一定可选范围内自主调控自己的饮食，并达到治疗疾病的目的，医护人员起到的作用只有指导与指标监测。

（三）经济便利性

限食疗法治疗过程中，只需按照医护人员的建议控制自己的饮食，并定期监测各项生理生化指标即可。与其他疗法相比，不需要医护人员专门的治疗，也不需购买专门的医药用品，成本十分低廉，操作方便，但是效果确切，因此经济、便利是限食疗法的一大特点。

三、国内限食疗法研究

楼瑛等人从 1992 年年初采用日本东北大学九屿长谷川等绝食疗法的标准方法，针对病情较重的选择 30 例进行了绝食疗法，临床疾病类型：抑郁性神经症 9 例，抑郁性焦虑症 7 例，血管神经症 6 例，胃肠神经症 8 例。结果治愈 20 例，显效 5 例，好转 4 例，无效 1 例。中山大学附属第一医院秦鉴主任引进在德国埃森-杜伊斯堡大学访问学者期间学习的禁食疗法，认为无论欧洲的临床研究还是国内进行的临床研究都证实，在正确的指导下开展禁食安全有效。并发现其对变应性鼻炎、顽固性腹股沟多汗症、全身瘙痒等症有效。

2007~2008 年中山大学附属第一医院中医科秦鉴主任，受邀作为访问学者前往德国进行中医临床推广工作，在 Kliniken Essen-Mitte 工作期间，接触到了禁食疗法，并进行了深入系统的学习和实践。他根据德国医生的介绍了解到，食物在给我们带来美味和能量的同时，也给我们带来疾病，许多疾病和饮食有密切的关系，禁食疗法可以在不同程度上缓解和治疗这些疾病，例如超重、肥胖、高脂血症、高血压病、2型糖尿病、代谢综合征、纤维肌痛、关节痛、肌腔疼痛、过敏性疾病等等。考虑到中国国民的饮食结构正在发生急剧变化，许多与饮食相关的疾病快速上升，因此引入这种疗效确切的饮食控制方法。并考虑到人种间的差异，认为适合德国民众的禁食疗法方案不一定完全适合中国人，于是在2008年5月回国后，立即着手进行禁食疗法在中国的本土化。在全面理解德国版的禁食疗法方案后，经过研究团队反复认真讨论、修改，制订出了第一个中国版的禁食疗法方案，并在其研究生的监护下，其本人作为第一个受试者成了该方案的第一位实践者。其禁食方案的主要流程分为缓冲、禁食和恢复三个阶段。缓冲期1~2天，主要目的是让身体逐渐过渡到禁食状态。并指出禁食期是治疗方案的核心，此时机体的代谢、功能会发生一系列的变化。恢复期是让身体逐渐适应食物。

秦鉴在《治疗肥胖及其代谢并发症的新方法——无饥饿禁食疗法》一文中指出，该技术经改良，创造性地联合中医中药元素和西医促进长链脂肪酸向线粒体内转运的药物，消除了禁食期间的饥饿感等副作用，保证患者精力旺盛，开创了中西医结合无饥饿禁食疗法的先河。相关论文发表在 *Nutritional Journal* 等国际、国内杂志。截至2018年5月，此研究获得相关国家发明专利3项，发表论文49篇，SCI论文14篇，获得包括国家自然科学基金在内的政府科研项目资助11项，科研基金近300万元。在全国各地举办了多场禁食疗法培训班，多家医院引入该方法，效果显著。研究内容涉及非酒精性脂肪性肝病、肥胖症、高血压、糖尿病、血脂异常、皮炎、鼻炎、抑郁状态等多种疾病。多家媒体（广东电视台、《羊城晚报》《信息时报》《南方都市报》《广州日报》《新快报》、39 健康网、《家庭医生》《中国时报》）进行了广泛的报道。

四、国外限食疗法研究

秦鉴主任医师在《禁食疗法及其研究进展》一文中，介绍了国外的限食疗法发展现状，指出在欧美许多国家及新加坡、泰国等国家，限食疗法正在成为一种时尚，被认为是一种"绿色"的自然疗法。据其介绍国外已经有许多限食医院和限食团体开展限食治疗。如德国北莱茵-威斯法伦州埃森市中心医院就设有限食疗法住院部，澳洲悉尼健康中心、英国克拉斯综合病院均以限食治病而驰名世界。国外开展限食的最早原因与宗教有关，虽然一开始限食的治疗作用并没有被考虑到。但由于国外早期的医生和牧师两位一体，医学实践与宗教活动交混在一起，限食的治疗作用逐渐得到医生的重视并加以利用。1724 年，地中海岛国马耳他的法泽本·哈德博士借助阳光、空气、水和灌肠剂进行了第一次"限食治疗"。19 世纪末，林达布·费尔德哈扎德博士使用包括草药、水、灌肠剂、体操活动的限食疗法，与目前国外开展的限食疗法非常类似。1911年，德国的奥托布辛格博士因为严重的胆囊炎和链球菌感染引起的关节炎，转诊接受了限食治疗，获得了在当时令人惊奇的神奇效果。由此获得灵感，奥托布辛格博士 1920 年在汉诺威南边的威茨豪森维拉创办了第一家自然疗法医院，1935 年迁往巴德拜蒙特。他的儿子继承了他的事业，发展和推广了限食疗法，当时创立的限食疗法食谱和方法一直沿用至今。

国外限食疗法是在有限的时间内，除了可以适量饮水和食用特别提供的低糖、无脂和无蛋白营养液外，限制其他日常食物摄入。机体利用储存的能量和物质，保证正常生命活动的需要，达到预防治疗某些疾病的方法。根据限食时间长短，限食疗法可分为间歇限食和完全限食。间歇限食疗法：每隔一天或数天完全限食一天；完全限食：以限食一周或更长的时间为一个疗程。完全限食必须在有条件的医院、有经验的医护人员监护下进行。

根据国外限食疗法研究结果，限食中有的患者可能会出现头晕、头疼、乏力、口腔异味、舌苔增厚、饥饿感、胃胀、胃痛、失眠、焦虑、恶心、呕吐等不适，实验室检查中发现限食期间可能出现一过性尿酸升高、尿中酮体增加、血脂反应性变化等。这些不良反应一般症状较轻，可耐受，在限食结束后不良症状与指标均可迅速恢复至正常。恢复饮食三周后血脂会发生良性转变，即低密度脂蛋白胆固醇降低，高密度脂蛋白胆固醇升高。Michalsen 等选择 13 年来在医院住院的 2121 例患者进行指标观察，依据患者的意愿，住院期间对 952 人进行了限食治疗，对 873 人给予了正常热量的蔬菜饮食，对 296 人给予了其他饮食干预，结果限食干预组有 23 名患者未完成限食干预，其中两名患者限食期间血钠一过性降低，1 名患者限食期间血尿酸水平过高，给予别嘌醇治疗后尿酸恢复正常，4 名患者限食中有轻度胃痛，限食期间没有其他严重的不良反应的报道。出院后 3 个月、6 个月进行随访，发现限食干预患者较非限食干预患者主要疾病得到明显改善。

第二节 限食期间机体的物质与能量代谢

一、糖代谢

生命物质需要能量，人体获得能量的方式是物质的氧化分解。糖是人体最主要的供能物质，其主要生理功能就是为机体生理活动提供能量。一般情况下，人体所需能量的 50%~70% 来自糖的氧化分解。1mol 葡萄糖完全氧化为二氧化碳和水，可释放 2840kJ（679kcal）的能量。其中 34% 可转化为 ATP 的化学能，以供机体生理活动所需，另一部分能量则以热能形式释放，用于维持体温。人类从食物中摄取的糖主要是植物淀粉和少量的动物糖原，以及少量的双糖（蔗糖、乳糖、麦芽糖）等。糖被消化为单糖（主要是葡萄糖）后，才能被小肠吸收，再经过门静脉进入肝脏，植物中含量最多的糖类是淀粉，淀粉必须在消化道水解酶的作用下水解成葡萄糖才能在小肠被吸收。人体消化吸收的单糖主要是葡萄糖。葡萄糖经过门静脉入肝后，其中一部分在肝内贮存、转化和利用，另一部分经肝静脉进入体循环，供给各个器官组织代谢利用。在供氧充足时，葡萄糖进行有氧氧化，彻底分解为二氧化碳和水供能，而在缺氧状况下，则进行糖酵解生成乳酸供能。葡萄糖也可经合成代谢合成糖原，糖原是大分子多糖，是体内糖的储存形式，储存在肝和肌肉组织中，有些非糖物质可经糖异生途径转变为葡萄糖和糖原。糖原的贮存量不多，但代谢极为活跃，既可以迅速动用以供急需，又可以不断及时合成储备。

人体肝糖原总量约 70g，是血糖的重要来源，肌糖原总量为 120~400g，因缺乏葡萄糖-6-磷酸酶，故肌糖原仅供肌肉自身活动的消耗，主要功能是分解时提供肌收缩时所急需的能量。体内肝糖原的储备有限，但体内某些组织的耗糖量很大，如脑组织、红细胞、骨髓、肾髓质和周围神经等，如果没有及时补充，十几小时肝糖原即被耗尽，血糖来源中断。事实上，即使禁食 24 小时，血糖仍可保持正常范围，长期饥饿时许多人血糖也仅略有下降，此时除了周围组织减少对葡萄糖的利用，主要依赖肝脏的糖异生作用将非糖物质转变为葡萄糖或糖原。能转变为糖的非糖物质主要有甘油、有机酸（乳酸、丙酮酸及三羧酸循环中的各种羧酸）和生糖氨基酸等。短期限食时，糖异生的主要原料是乳酸、大量组织蛋白分解生成的氨基酸、脂肪分解生成的甘油。长期限食时，蛋白质毕竟不是人体主要贮能物质，糖异生的主要原料是脂肪分解生成的甘油，机体每天减少葡萄糖消耗并依赖脂肪酸、酮体分解供能，来维持血糖的相对恒定，长期限食状态下，除肝脏内的糖异生作用外，肾脏的糖异生也起主要作用，另外肾脏糖异生过程中，肾小管将 NH_3 泌入肾小管腔，与原尿中的 H^+ 结合成 NH_4^+，可防止由限食引起的酸中毒。

二、脂肪代谢

脂肪即甘油三酯，也称三脂酰甘油，是天然脂质中最丰富的一类，广泛分布于动植物组织中。在动物体内，脂肪作为储存能量的主要形式，主要分布在脂肪组织中，经氧化为机体供能。正常人体内储存最丰富的能源物质就是脂肪，肥胖就是由于体内储藏的脂肪过多所造成的。一旦糖缺乏，机体的脂肪动员就会加快，储存在脂肪细胞中的脂肪，被脂肪酶逐步水解成游离脂肪酸和甘油并释放入血，通过血液运输至其他组织并被氧化利用。体内脂肪广泛存在于人体各组织器官和体液中，但脂库中存储的量占体内存脂总量的98%以上。脂肪动员产生的甘油由血液运输至肝、肾、肠等组织利用，在甘油激酶催化下，循糖代谢途径氧化供能，或在肝脏经糖异生作用生成糖。肝脏的甘油激酶活性最高，脂肪动员产生的甘油主要被肝脏摄取利用，而脂肪及骨骼肌等组织细胞，因甘油激酶活性很低，对甘油的摄取利用有限。脂肪酸是人及哺乳动物的主要能源物质。脂肪酸能被人体除脑组织和成熟的红细胞外的大多数组织摄取和氧化，但肝脏和肌肉组织利用脂肪酸的能力最强。在氧供应充足的情况下，脂肪酸氧化为二氧化碳和水，并释放大量的能量，以三磷腺苷（ATP）形式供机体利用。

脂肪酸主要的氧化形式为 β-氧化，脂肪酸在肝外组织（如骨骼肌、心肌等）中，经过 β-氧化生成的乙酰辅酶 A，能彻底氧化分解为二氧化碳和水。而在肝内细胞中，含有活性较强的酮体合成酶系，脂酸 β-氧化产生的大量乙酰辅酶 A 部分进入三羧酸循环被彻底氧化，生成 ATP，满足肝脏自身的能量需求；其余乙酰辅酶 A 在酮体合成酶系的作用下被转化为酮体，包括乙酰乙酸、β-羟丁酸和丙酮。生成酮体是肝细胞特有的功能，但是由于肝细胞缺乏利用酮体的酶系，因此酮体生成后，必须透过肝细胞膜，随血液运至肝外组织后被氧化利用。乙酰乙酸、β-羟丁酸在酮体氧化酶的作用下氧化为乙酰辅酶 A，再进入三羧酸循环而氧化供能。丙酮由于含量很低，可以直接从尿液排出，血液中酮体含量升高时，可从肺直接呼出。

酮体溶于水，分子小，不仅能在血液中运输，还能通过血-脑屏障及肌肉组织的毛细血管壁，很容易被运输到肝外组织利用。脑组织虽然不能氧化分解脂肪酸，却能有效利用酮体。葡萄糖供应充足时，脑组织优先利用葡萄糖氧化供能，但在葡萄糖利用不足或利用障碍时，酮体便可代替葡萄糖，成为脑组织的主要能源物质。可见，酮体是肝脏向肝外组织输送能源的一种形式。正常情况下，酮体的生成和利用大致平衡，血液中仅有少量酮体（0.03~0.5mmol/L）。但在限食条件下，由于长期饥饿造成糖供应不足，酮体便可以代替葡萄糖成为脑组织及肌肉组织的主要能源。

三、蛋白质代谢

蛋白质是人体内种类、数量最多，功能最复杂的一类重要生物大分子，正常人每日需摄入一定量的蛋白质以维持机体的生长和各种组织蛋白质的更新。蛋白质的合成、降解均需经过氨基酸来进行。正常饮食状况下，为适应体内蛋白质合成的需要，通过体外摄入、体内合成或氨基酸在体内的相互转变，保证各种氨基酸质与量的供应。氨基酸的氨基通过代谢可转变为尿素，羧基可转变为胺类。另外，氨基酸也可转变为糖、一些生理活性物质、某些含氮化合物和作为体内能量的来源。

蛋白质是机体细胞和细胞外间质的基本构成成分。参与维持组织细胞的生长、更新和修补，是蛋白质最重要的功能。食物蛋白分解的氨基酸参与体内蛋白质合成，这一作用糖和脂类等营养物质不能替代。体内蛋白质降解成氨基酸后，经脱氨基作用产生的碳链可直接或间接进入三羧酸循环而氧化分解供能。每克蛋白质在体内氧化分解可产生17.19kJ（4.1kcal）的能量。一般来说，成日每日约18%的能量来自蛋白质的分解代谢，但可由糖和脂肪代替。因此，供能是蛋白质的次要生理功能。

四、短期与长期限食状态下机体能量物质代谢的特点

（一）短期限食机体的代谢特点

短期限食，机体外源性多糖摄入减少，而各组织细胞仍不断消耗血糖，致使血糖浓度下降，此时机体依靠肝糖原的降解作用维持血糖的平衡。同时糖异生作用加强，蛋白质降解产生的生糖氨基酸、脂肪动员降解产生的甘油是糖酵解的主要原料，同时糖酵解产物乳酸、丙酮酸也是糖异生的原料来源。脂肪动员加速脂肪降解，降解产物甘油主要用于糖异生作用，降解产生的大量脂肪酸除部分直接氧化供能外，部分在肝中转化为酮体，大脑不能利用脂肪酸供能，在血糖减少的情况下，利用酮体供能是主要供能手段，同时脂肪酸和酮体则成为心肌、肾皮质和骨骼肌的重要能源物质。限食几日后，血中酮体水平开始出现进行性增高，尿中酮体也随之增加，但此时肝外组织对酮体的利用率较高，因此血酮水平一般不会出现过度增高。

（二）长期限食机体的代谢特点

长期限食，体内储存的糖原基本耗尽，肌肉蛋白存储量进一步减少，体内能源物质的代谢发生明显变化。脂肪分解进一步加速，在肝中大量生产酮体，脑组织利用酮体的比例增加，肌肉中则以脂肪酸为主要供能物质，酮体为辅助供能物质，以保证脑组织的酮体供应，同时减少肌肉蛋白质的降解供能。肾脏的糖异生作用增强，肌肉释出的谷氨酰胺被肾脏摄取，通过糖异生作用合成葡萄糖。同时，肾小管在糖异生作用时将 NH_3 泌入肾小管腔，与原尿中的 H^+ 结合成 NH_4^+，可防止由限食引起的酸中毒。有学者根据各个组织 24 小时底物转换定量估算，在完全断食两周后，脑组织利用酮体作为主要燃料，糖异生作

用和蛋白质分解代谢明显减弱，功能所利用的能量 90%左右
来自脂肪。但若长期断食，饥饿发展到最后，待储脂肪耗尽时
又需要动用大量蛋白质，长期的净负氮平衡使体内蛋白质丢失
1/3~1/2 时，则不可避免地导致死亡。

第三节　限食疗法的治疗作用

一、限食疗法的作用机制

（一）分解消耗人体多余脂肪，减肥降脂

肥胖是指体重增加，体内脂肪堆积过多和（或）分布异
常，是一种多因素的慢性代谢性疾病，已成为威胁人类健康的
重要公共卫生问题。根据《肥胖症基层诊疗指南（实践版·
2019)》，身体体重指数（BMI）在 24.0~27.9kg/m^2 为超重，≥
28.0kg/m^2 为肥胖；或者男性腰围≥90cm，女性腰围≥85cm
为中心型肥胖。早在 1948 年世界卫生组织已将它列入疾病名
单，并认为是 2 型糖尿病、心血管病、高血压、中风和多种癌
症的危险因素。超重和肥胖症在一些发达国家和地区人群中的
患病情况已呈流行趋势。由超重、肥胖带来的疾病经济负担正
在成为严重的社会问题，因此加强居民体重控制刻不容缓。脂
肪是人体的主要能源物质，限食可使机体多余脂肪分解，较长
时间的限食，会使机体消耗大量的脂肪，具有明显的减肥降脂
效果。限食还可以治疗内脏及特定部位脂肪聚集，例如脂肪
肝、息肉患者进行限食疗法治疗，往往可以收到很好的治疗效
果。因此，通过限食分解消耗人体多余脂肪，可以使人体脂肪
分布更加均匀，减少慢性病发病的风险。

（二）清肠排毒

肠道是人体重要的消化器官，也是人体最大的排毒器官。肠指的是从胃幽门至肛门的消化管，是消化管中最长的一段，也是功能最重要的一段。小肠各部肠腔结构大致相同，腔面有许多半球状皱襞和绒毛。皱襞以空肠中断与回肠近端为最多。环状皱襞表面又有许多细小突起，成为绒毛。环状皱襞与绒毛的存在，扩大了小肠腔的表面积，有利于肠的消化与吸收。大肠是对食物残渣中的水液进行吸收，并将食物残渣形成粪便，再度排出的器官。大肠能够吸收少量的水、无机盐和部分维生素，是消化道的下段，人体消化系统的重要组成部分。在外形上与小肠有明显的不同，大肠口径较粗，肠壁较薄。六腑以通为补，以通为用，即通因通用之法，导下法作为八法之一，下法也称泻下法，即运用具有泻下作用的药物或方法，通过泻下大便，攻逐体内的结滞、积水等浊垢，如宿食、水湿、痰饮、瘀血等蓄积性病理产物，以及气滞、实热等蕴结之毒，解除由结滞所造成的肝气不舒，肺气不宣，脾气不升。

元代医家朱丹溪提出"倒仓法"，即通畅大便、清洁肠道以减病防衰、延年益寿。从解剖角度来看，胃与肠同属消化系统，胃居肠上，纳食腐化，小肠消化、吸收，大肠收集食物残渣经细菌分解发酵成废物与毒素，最终形成粪便排出体外。倘若饮食过饱，则会加重胃的负担，增加胃酸及分泌功能，甚则胃的分泌功能紊乱，胃的功能失常，抵抗力下降，易产生疾病。粪便在肠中停留过久，过度吸收肠内的水分，易产生便秘。《素问·六微旨大论》云："出入废，则神机化灭。"现代科学研究证明，人体大肠中寄生大量细菌，尤其是厌氧菌，通过对那些不能消化吸收的产物分解、发酵，形成除残渣外的吲哚、脱氧胆酸、氨等多种有害物质，它们直接刺激肠壁，不但可引起腹胀，还会通过肠壁吸收进入血循环，刺激心、脑、肾、血液等，对神经内分泌系统产生毒性，打乱人体生理平衡。这些毒物积累日久，则会产生溃疡，甚则会发生癌变。肠道系统由于消化吸收的需要，为增加肠道与食物接触面积，肠道内壁皱褶很多，且有绒毛增加接触面积，在增加消化吸收能力的同时也极易使食物残渣及分解发酵产物滞留。

东汉王充在《论衡》曰："若要长生，肠中常清；若要不死，肠中无滓。"限食 1~2 周后，患者往往会排出黏稠黑便，臭味明显。这是因为限食后肠部脂肪被吸收利用，许多人腹部回缩，腹围减小，肠部脂肪减少后，肠壁内径变宽，肠壁皱襞处长期残留的有害分解发酵产物由于肠道内径变宽，而被通过大便排出体外。因此，1~2 周的限食可起到清肠排毒的治未病作用。

（三）疏通软化血管，避免栓塞及硬化

目前公认的血栓形成条件是由 Vichow 提出的三个条件，即血管内皮细胞损伤、血流状态的改变以及血液凝固性的增加。血栓形成和血液成分、凝血功能密切相关。动脉粥样硬化是危害人类健康的一种常见疾病，一般先有脂质在动脉内膜的沉积，纤维组织增生和钙质沉着形成斑块，并有动脉中层的逐渐退变。继发病变有斑块内出血、斑块破裂及局部血栓形成而堵塞血管。

Michela 等研究表明，3 周 26% 热量限制可通过降低诱导型一氧化氮合酶（iNOS）表达，逆转诱导型一氧化氮合酶/内皮型一氧化氮合酶（iNOS/eNOS）比例，提高超氧化物歧化酶（SOD）活性，降低氧化应激反应，从而调节衰老引起的大鼠内皮功能损伤。Ketonen 等研究也表明，50 天 70% 热量限制，可增加内皮功能指数，逆转肥胖引起的大鼠内皮功能障碍与氧

化应激。同时，限食后由于营养物质的匮乏而使机体的物质合成代谢受抑，物质的分解代谢相对加快，促进物质分解的酶类的分解作用相对加强，在脂肪动员的同时，血管腔内的血栓也会被溶解而使血流畅通，沉积于动脉内膜的脂质也会分解析出，使动脉管壁得到软化。故断食疗法能有效地疏通和软化血管，避免血管栓塞和硬化所导致的心血管疾病。

（四）清除体内有害物质，净化内环境

生物与非生物一个显著的区别，就是生物具有新陈代谢的特征，不断地吐故纳新，以维持机体的正常功能。人类也是如此，在新陈代谢过程中，人体通过呼吸系统和消化系统.不断地吸收氧气和营养物质以供细胞生存。同时，细胞在生存代谢过程中又不断地产生代谢废物，如尿酸、尿素、二氧化碳等，这些代谢废物则通过肾、皮肤、肺等具有排泄功能的器官系统排出体外。由于营养物质的不断吸收以及代谢废物的不断产生，使排泄系统总是不能完全彻底地清除机体废物。较为常见的例子如体液酸性物质多了就会引起人体细胞酸中毒；组织细胞水分过多就会造成水肿；血管内壁脂类积蓄多了就会导致血管硬化或堵塞等。说明人体需要不断清除体内积蓄的有害物质，维持正常生理活动以延长寿命。

在限食的情况之下，减少了外来能量物质的摄入，也减少了代谢废物的产生，并最大限度地分解和排出体内积蓄的有害物质，从而达到治病健身的目的。限食情况下，机体为维持各器官系统的正常生理功能，必须消耗体内脂肪和蛋白质。这时，所消耗的蛋白质是取自体内不重要组织的蛋白质。也就是说断食后机体首先消耗的是弱化、病变、衰老的组织细胞，如肿瘤细胞、脱落细胞以及内环境中的有害毒物、组织细胞附着物等。断食引起机体的这种废物利用过程，医学上称为"自

身融解"。

（五）激活细胞自噬功能，延缓衰老

衰老是生物体内各种功能的普遍减弱及抵抗环境伤害和恢复体内平衡能力降低的过程。随着年龄的增长，氧化自由基对蛋白质等的损坏造成异常蛋白质、DNA 以及细胞器进行性地积聚，成为体内的生物垃圾。自从 McCay 等于 1935 年首次报道饮食限制延长大鼠寿命，目前大量实验已表明饮食限制是除遗传操作以外最强有力的延缓衰老方法，被称为衰老研究领域最重大的发现。

细胞自噬是广泛存在于真核细胞中的生命现象，是生物在其发育、老化过程中都存在的一个净化自身多余或受损细胞器的共同机制。生命体借此维持蛋白代谢平衡及细胞环境稳定，这一过程在细胞清除废物、结构重建、生长发育中起重要作用。细胞自噬参与绝大多数长半衰期蛋白质的降解。自噬过程中，除可溶性胞浆蛋白之外，像线粒体、过氧化物酶体等细胞器或细胞器的一部分，如高尔基体和内质网的某些部分都可被溶酶体所降解。最近有研究发现，酵母细胞核的某些区域也可通过自噬途径被清除。

自噬的信号调控通路有以下三种：mTOR 信号途径、Class I PI3K/PKB 途径、Gαi3 蛋白和氨基酸途径。mTOR 信号途径中 TOR 激酶是氨基酸、三磷腺苷（ATP）和激素的感受器，对细胞生长具有重要调节作用，抑制自噬的发生，是自噬的负调控分子，并发挥"门卫"作用。自噬的消长受多因素的影响。营养缺乏、胰高血糖素可以诱导自噬，而胰岛素抑制自噬。它们的作用点在于影响氨基酸的浓度。当氨基酸浓度降低时，自噬启动以产生氨基酸保证器官成活；相反自噬被抑制。更详尽的研究发现，亮氨酸、苯丙氨酸、酪氨酸是细胞内自噬性蛋白降解的重要调节因子。

随着年龄的增长，细胞内自噬的作用开始减弱，导致细胞适应外界环境和自身防御反应的能力降低，损伤的细胞结构及大量氧自由基等活性氧化合物不能有效地被清除，细胞稳态发生变化，加速细胞老化。目前许多学者提出了饮食限制的抗衰老和细胞自噬有关。一定时间的空腹可以使血浆氨基酸、胰岛素、生长因子 I 等水平下降，抑制 TOR 通路激活细胞自噬，变性蛋白质、损伤细胞膜细胞器的降解增加，使这些物质的数量减少进而减少氧化压力和维持细胞膜和细胞器的结构和功能正常而有利于延长寿命。

二、限食疗法的治疗作用

（一）降压作用

高血压病是最常见的慢性病，也是心脑血管病最主要的危险因素。目前，中国心血管病（cardiovascular disease，CVD）患病率及病死率仍处于持续上升阶段。CVD 病死率居各病因之首，占居民疾病死亡构成的 40% 以上。根据《中国心血管病报告 2017》，我国高血压病现患人数 2.7 亿，根据《中国高血压防治指南 2018 修订版》，我国高血压患病率仍呈升高趋势，且我国高血压患者的知晓率、治疗率和控制率（粗率）近年来有明显提高，但总体仍处于较低的水平，分别为 51.6%、45.8% 和 16.8%。降低高血压病患者的血压水平，可明显减少脑卒中及心血管事件，明显改善患者的生存质量，有效降低疾病负担。

高血压是一种"心血管综合征"，其脑卒中、心肌梗死、心力衰竭及慢性肾病等是主要并发症，致残、致死率高，严重消耗医疗资源，加重社会负担。因此，将高血压防治的阵线前移，充分利用"治未病"非药物疗法的优势可减少高血压的发生，降低患者的血压水平并减少心血管事件，是我国高血压防治的重要手段。

超重和肥胖是我国人群重要的高血压危险因素，限食预防超重与肥胖，可极大降低高血压的危险因素。目前国内外大量研究结果显示，限食疗法可有效降低高血压及正常高值血压患者血压水平，降低交感神经系统活性，改善高血压患者内皮功能损伤均是其可能机制。限食降压体现了回医治未病非药物疗法的优势，对于正常血压患者可预防高血压的发生，对于高血压患者，又可起到直接的治疗作用。更重要的是，对于血压正常高值患者，往往采用生活干预的预防手段，效果有限。采用限食疗法可使此类患者血压恢复正常，预防血压正常高值血压患者心血管疾病的发生，并极大限度地预防高血压疾病的发生。

（二）对糖尿病及其并发症的防治

近年来，糖尿病的发病率急速高升，而2型糖尿病占糖尿病患者的90%以上。流行病学表明，肥胖、高热量饮食是2型糖尿病最主要的环境因素，高血压、高血脂等因素也会增加患病风险。而限食疗法恰好就是在医生指导下调整饮食结构、限制热量摄入。限食疗法为糖尿病的治疗提供了新的思路，且限食状况下直接降低血液甘油三酯与体脂水平，软化血管，预防动脉硬化，还可预防糖尿病并发症的发生。

（三）对肿瘤的防治

Kritchevsky D. 对限食与癌症发生方面的相关研究进行了回顾，认为限食可以预防或治疗肿瘤。1909年Moreschi最早进行了此方面的研究，结果显示，限食抑制了移植恶性肿瘤小鼠的肿瘤生长。Rous 研究发现限食对小鼠自发和移植肿瘤的生长都有抑制作用。Albanes 回顾了关于小鼠限食和肿瘤发生关系的 82 项研究。低热量、低脂肪饮食条件下（23 项研究），肿瘤发生率为（34±4）%，高脂肪低热量饮食（19 项研究），肿瘤平均发生率为（23±5）%，低脂肪高热量（18 项研究）肿瘤发生率为（52±5）%，高脂肪高热量（22 项研究）肿瘤发生率为（54±3）%。7%~20%，21%~30%，31%~40% 和 41%~58% 的限食分别减少肿瘤发生率为 20%、50%、53%、62%。

Lew 和 Garfinkel 对超过 100 万人的调查研究表明，超重和癌症死亡率有关。11 项研究中的 9 项发现乳腺癌风险和体重、身高或体重指数之间存在正相关。Jain 等人发现，热量摄入和男性和女性结肠癌的发生率有显著正相关性。

（四）抗衰老作用

Leonie K Heilbronn 回顾了限食与衰老方面的文献报道。McCay 等人首先提出限食可以延缓大鼠的衰老，延长其生命期中值和最大值。其后在包括大鼠、小鼠、鱼、蝇类、蠕虫和酵母在内的动物的研究中，都得出限食可以延长生命周期，并且减缓年龄相关的慢性疾病的发展。其机理目前尚不明确。限食可以减少代谢率和氧化应激，提高胰岛素敏感性，改善动物的神经内分泌系统和交感神经系统的功能。恒河猴限食研究表明，与对照组相比限食组动物死亡率更低，与对照组相比限食组体温和胰岛素浓度都下降，体温和胰岛素水平都是啮齿动物长寿的生物指标。限食组恒河猴的硫酸脱氢表雄酮浓度升高。硫酸脱氢表雄酮浓度可能是人类长寿的一项指标。

对于人类的研究，主要是研究其是否能减少疾病发生率，减少老年人的死亡率。Stunkard 调查了长期限食（保持合理的

饮食质量）对非肥胖人群的健康和长寿的影响。该研究入组
120人，60人随机分配到对照组，60人分配到热量摄限组。
对照组每天饮食热量为9600KJ，限食组每隔1天分别饮用1L
牛奶和食用500g水果，每天饮食总热量约为6300KJ（比对照
组少约35%的热量）。这一饮食方式实行了3年。Stunkard对
数据进行了再分析，限食组入院治疗的时间更短（123天对
219天），死亡率无显著差异（CR组6个，对照组13个）。这
也说明限食可能延长人类的生命周期。

（五）对其他疾病的预防治疗作用

Krista A Varady 回顾了限食与慢性疾病预防治疗方面的文
章，得出结论：限食可以提高人体许多功能指标，减少慢性疾
病的代谢危险因素等。Imamura M 报道了多氯联苯中毒用限食
食疗法治疗的病例。16名患者因食用含有多氯联苯的米糠油
而中毒。中毒后26~35个月后接受为期7~10天的限食疗法治
疗。限食期间定时食用用新鲜蔬菜、水果和牛奶做成的果汁或
煮熟的大豆汁。所有患者症状均有所改善。一些人从严重的头
痛、腰痛、关节痛、咳嗽或痤疮样疹等症状的痛苦中解脱。实
验证明禁食疗法对于这些中毒患者有效。

谷村恭子等介绍了日本肥胖的半饥饿疗法，文中提到肥胖
症的饮食疗法包括绝食疗法、超低热疗法（半饥饿疗法）及
低热量疗法。半饥饿疗法每日热量维持在600kcal左右并坚持
1周以上，其短期疗效显著，女性1周内可减轻1.5~2.0kg，
男性可减轻2.0~2.5kg，12周平均可取得20kg的减肥效果。
长期维持此种体重减少则相当困难。经3年以上的观察发现，
单独使用半饥饿疗法减肥成功率为14%，而800~1000kcal的
饮食疗法成功率为18%。Michalsen等在一个大型的前瞻性队
列研究中，选择13年中连续性住院患者2121例，住院期间

952 人给予了限食，873 人给予正常热量的蔬菜饮食，296 人给予其他饮食，出院后 3 个月、6 个月进行随访，发现出院后限食患者较非限食患者主要疾病得到明显改善。限食期间没有严重的不良反应的报道。

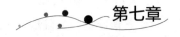

第七章

辟谷养生技术

第一节　中医传统辟谷养生功

中医传统辟谷养生功大体分为动功、静功、行功和卧功4种主功法，另外还有若干辅助功法现分述之。

一、动功

动功分天人合一、佛光贯顶、五气朝元、六方和合共四节。最后进行的收功是保健功。该功法无论辟谷时或者是平时都可练习，并且可以将其中任何一节单独练习，也可以打乱顺序练习，并且练功时间可长可短，姿势可取站式，也可以取平坐式。练习该功法一般采用自然呼吸，若练习中自然出现腹式深呼吸或逆腹式呼吸时可自然采用，不必强行纠正。做其中任何一节都要求动作轻柔圆顺，重意念运用而不必硬性追求动作的硬性准确。总之练习时以舒适自然，功后全身轻松舒服为度。

（一）天人合一

为便于讲解，取站立式为例讲述。以下每节多取站式讲解。

1. 姿势及动作

两脚与肩等宽，直立式，鼻尖对肚脐，头正身直，脚尖稍内扣，两膝微屈，两手自然下垂。两眼轻闭，全身放松。见图7-1。

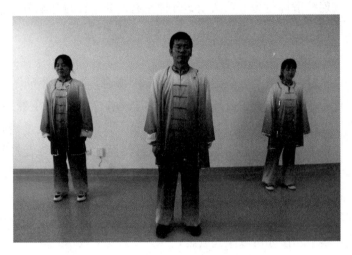

图7-1　天人合一姿势及动作

本节功法无其他任何动作，若功中出现轻微晃动可顺其自然，但不可大动，若动作出现太大可稍加意念控制一下使其复归于微动或不动。

2. 呼吸方式

自然呼吸或顺腹式呼吸。若功中自然出现其他方式呼吸（如逆腹式呼吸）也可顺其自然。呼吸要深、匀、细、长，尽量自然。

3. 练功时意念

配合呼吸，意念全身穴位和汗毛孔全部打开。意念配合呼吸。吸气时意念宇宙自然之清气、精微之气进入自己全身，呼气时意念自己全身所有浊气邪气排向遥远的天边。仔细地去体会随着呼吸，全身的穴位和汗毛孔内外交换能量时精微之气流动感以及自己身体出现的高大感、膨胀感、温热感等。

4. 练习时间

连续锻炼时每节功法做 5 分钟左右，若单独修炼本节功法习练 30 分钟以上为好。

5. 功理

松静、自然是练功的基本原则。松则通，"通则不痛"疾病自去，静极生动，身体轻轻内动和外动，自然疏通了经络，再加上特殊意念的运用驱散了自身浊气、邪气，同时大量摄取了天地精华之气。"气足不思食"，自然而然地使习练者打开另一营养通道，进入辟谷状态。同时有些人自然出现的深呼吸方式，有效地对内脏进行了内部按摩，更使练习者气血通畅。练习此节功法还能诱发自身体感功能以及控制自身能量场的功能。本节功法亦可取坐式或卧式。

（二）佛光贯顶

1. 姿势及动作

取站立式或坐式。站立时要求同上节，然后两手轻轻上抬至胸前，打合十手印。手印不可过高或过低，约等齐于膻中穴即可。见图 7-2。

2. 呼吸方式

自然呼吸或顺腹式呼吸。若功中自然出现其他方式呼吸（如逆腹式呼吸）也可顺其自然。呼吸要深、匀、细、长，尽量自然。

3. 意念

意念黄、白、紫（黑）、青、红五色光芒从天而降，从顶

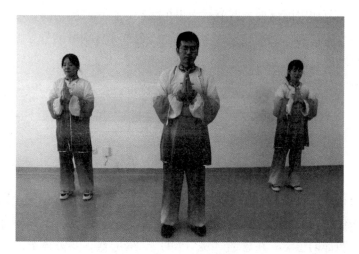

图 7-2　佛光贯顶姿势及动作

心（百会处）自上而下贯入全身。同时意念黄光照亮了脾胃，白光照亮了肺和大肠，紫光照亮了肾和膀胱，青色光芒照亮了肝胆，红色光芒照亮了心和小肠。随着光芒的照射自己整个身体变得越来越温暖，身体逐渐变得透明起来。继续意念光芒逐渐加强，仿佛内视到了自身的五脏六腑、骨骼肌肉、血管神经以及全身所有的组织结构。若身体某个脏腑或部位有问题可加意念强光照射之，同时体会该部位的浊气外流感。

4. 练功时间

练习 5 分钟左右。若单独习练可练 30 分钟或更长时间。

5. 功理

《素问病机气宜保命集·原道论第一》曰："神者生之制也……修真之士，法与阴阳，和于术数，持满御神，专气抱一，以神为车，以气为马，神气相合，可以长生。"即神御形是生命的主宰。且神气相合不可分割。神行气行，神住气住，在本节功中即以神来调节意识思维活动，协调脏腑功能，使习者有病祛病，无病健身。功中意念五色神光分别可调节五脏六腑功能，使之气血畅通，清阳升浊阴降。

另外，此功还有助于诱发内视功能。

（三）五气朝元

1. 姿势及动作

承前式不变，唯两手将合十手印变为观音微妙心印（呈莲花状）。同时念诵秘咒。念诵"嗡（wēng）"的时候，要去体会脾胃区的感觉。念诵"嘛（ma）"的时候，要去体会肝胆部的感觉。在念诵"呢（ne）"的时候，要去体会心脏区的微妙感觉。在念诵"叭（bā）"的时候，要去体会肺区的感觉。在念诵"咪（mī）"的时候，要仔细体会肾区的震动感。在念诵"吽（hōng）"的时候，体会一下喉部和全身的震动感。见图7-3。

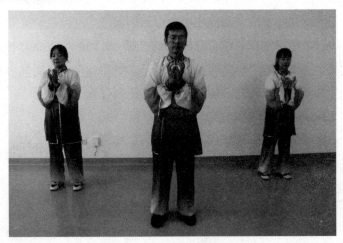

图7-3 五气朝元姿势及动作

练习时可以一边念诵一边体会，也可以借导引带上的声波去体会而自己不去出声念诵。也可以单独念诵某个秘咒，如肝胆有问题时，患胆囊炎或者是肝胆管结石、胆结石，就可以单独念诵"嘛"字音，同时体会肝胆区的震动感、温热感等养生功法反应，当然要同时有意念的正确运用。其他亦是如此。

2. 呼吸方式

自然呼吸或顺腹式呼吸。若功中自然出现其他方式呼吸（如逆腹式呼吸）也可顺其自然。呼吸要深、匀、细、长，尽量自然。

3. 意念运用

练习本节功法的意念要运用五色光芒照射五脏六腑，具体应用如下：

（1）念诵"嗡（wēng）"字音时要一面体会脾胃部的震动感，一面内视自己的脾胃部逐渐充满了黄色的光团，光团随着震动在加强，同时脾胃区的浊气被强大的声波震散，被黄色的光芒驱走，此时整个脾胃区充满了温暖和舒适无比的感觉。脾胃功能差或有疾病时多念诵"嗡"字音并多体会。

（2）念诵"嘛（ma）"字音时要一面体会肝胆部的震动感，一面内视自己的肝胆区逐渐充满了青色的光团，光团随着震动在加强，同时肝胆区的浊气被强大的声波震散，被青色的光芒驱赶得无影无踪。此时整个肝胆区会感到非常的舒适和温暖。

（3）在念诵"呢（ne）"字音的时候，要一面体会一面内视自己的心脏在有力、非常有节奏的跳动着，同时红色的光团驱走了心脏区的浊气。心与小肠相表里，做本节功时亦可同时内视一下小肠。

（4）在念诵"叭（bō）"字音的时候，要一面体会一面内视自己的肺部及大肠被银白色的光团所照射，自己的肺区大肠区充满了银白色的光团，这强烈的白光驱走了肺和大肠区的浊气。

（5）在念诵"咪（mī）"字音时要一面体会两肾区的发热、震动感，一面内视北方之紫色（或黑色）清气充满了自己的两肾区，驱走了腰间和两肾区及膀胱区的浊气。

（6）在念诵"吽（hōng）"字音的时候要仔细体会喉部和全身的震动感以及五色光芒（黄白青红紫）照耀全身五脏六腑时的内景。

4. 练功时间

本节功占时 5 分钟左右，拆功习练时可练 30 分钟以上。

5. 功理

特定的音频同步共振对应的脏腑，因为人体每个器官都有其固有频率。利用特殊震动达到浊阴下降（重），清阳上升（轻）气血运行通畅，从而调节了五脏六腑功能。五色光芒分别代表了五方精微之气，意念的运用使之补充各脏腑的能量，达到驱邪扶正的目的。

（四）六方和合

1. 姿势及动作

下肢动作不变，两手分开成两手心相对，在上、中、下三丹田处开阖。开阖时速度不要太快，动作要轻柔、圆顺。

2. 呼吸方式

自然呼吸或顺腹式呼吸。若功中自然出现其他方式呼吸（如逆腹式呼吸）也可顺其自然。呼吸要深、匀、细、长，尽量自然。

3. 意念运用

意念身处百花园中，整个身体被百花包围，一阵阵百花之香扑面而来，沁入心脾。在做开阖之时六方之气、宇宙能量不断涌入身中。在做上丹田开阖时要体会头部的空松感，在做中丹田开阖时要体会胸部的舒适空松感，在做下丹田开阖时要体会下丹田的充实温暖和小腹部气动感。具体见六方和合及收功视频。

六方和合及收功视频

4. 练功时间

同样占时 5 分钟，若拆功可练 30 分钟以上。

5. 功理

采宇宙自然之能补充自身生物场，就在于特殊的意念和特定的动作。借助两手开阖使自身与外界产生能量交换，使宇宙之能量贮存于丹田中，同时动作还锻炼了内气外放，外气内收之功能。

（五）收功

收功是由若干小功法组合而成，对习练者来说至关重要。

1. 收功姿势

姿势还原成自然站立式。意念全身气血回到下丹田，两手相叠放在小腹部，加一个意念收功。收功后会全身轻松有力，大脑十分清醒。

2. 收功保健功

（1）搓两手。

（2）干洗脸。

（3）干梳头。

（4）摩耳朵。

（5）鸣天鼓。

（6）叩齿。

（7）拍打头部。具体见头部拍打视频。

头部拍打视频

（8）拍打全身。全身拍打按照以下顺序进行：①大椎与背俞穴：前后环绕拍打。肩井穴用两手大鱼际穴敲打，背俞穴用手背拍打。②膻中与夹脊穴：前后对打。膻中穴用手掌拍打，夹脊穴用手背拍打。③气海与命门：前后对打。气海穴用手掌拍打，命门穴用手背拍打。④肩井穴与背俞穴：前后环绕拍打。肩井穴用两手大鱼际穴拍打，背俞穴用手背拍打。⑤双曲池穴：双手环绕交替用两手小鱼际穴敲打曲池穴。⑥两肾区：双手掌同时轻拍双肾俞穴。⑦拍打双手臂：两手掌交替，手臂外侧从下向上，手臂内侧从上向下，循手三阴、手三阳经络循行方向拍打。⑧拍打双腿：两手掌同时，双腿外侧从上向下，双腿内侧从下向上，循足三阴、足三阳经络循行方向拍打。具体见全身拍打视频、相互拍打视频。

全身拍打视频　　　　相互拍打视频

（9）收功结束。

若想重复锻炼也可练至第四节不收功，再从第一节练起，最后收功即可。做功时无论何时出现唾液均要分口咽至下丹田，收功时更应如此。以下所有功法收功均按照此收功顺序及要求进行。

3. 收功穴位

本功收功拍打十分重要，拍打时如使用手掌掌面，要使用空心掌拍打，以减少受力面积，使拍打有力舒适。顺经络循行方向拍打为拍打补法，拍打顺序均按照身体经络循行方向进行。拍打两肾区时应轻拍，轻拍为补，重拍为泻。此处夹脊穴指养生功法练习的夹脊关，并非《经络腧穴学》教材中所指华佗夹脊穴。干洗脸双手并拢，从中间向上，然后分开向下做洗脸动作。干梳头五指分开，两小指并拢，从前向后做梳头动作。

大椎穴是人体穴位之一，位于第七颈椎棘突下凹陷中。有腰背筋膜，棘上韧带及棘间韧带；有第1肋间后动、静脉背侧支及棘突间静脉丛；布有第八颈神经后支。临床多用于主治热病，疟疾，咳嗽，喘逆，骨蒸潮热，项强，肩背痛，腰脊强，角弓反张，小儿惊风，癫狂痫证，五劳虚损，七伤乏力，中暑，霍乱，呕吐，黄疸，风疹。为手足三阳及督脉之会，因此功后拍打可起到振奋一身之阳，强健身体的作用。

背俞穴是五脏六腑之气输注于背部的腧穴，属足太阳膀胱经的经穴。背俞穴全部分布于背部足太阳经第一侧线上，即后正中线（督脉）旁开1.5寸处。背俞穴与相应脏腑位置的高低基本一致，背俞穴是人体的重要穴位，除治疗相应脏腑病外，还可治疗与该脏腑有相关联的五官病、肢体病。功后拍打背俞穴有调节相应脏腑功能的作用。

膻中穴位于任脉上，在胸部前正中线上，平第4肋间，两乳头连线之中点，是足太阴、足少阴、手太阳、手少阳、任脉之交会。膻中穴的主治胸部疼痛、腹部疼痛、心悸等。胸中为人体宗气之所聚，膻中位于胸部正中，功后拍打膻中有开胸理气，防止练功时的憋闷，以及振奋人体宗气的作用。

气海穴位于任脉，在下腹部前正中线上，当脐中下1.5寸。在腹白线上，深部为小肠；有腹壁浅动脉、静脉分支，腹壁下动、静脉分支；布有第十一肋间神经前皮支的内侧支。主治虚脱、形体羸瘦、脏气衰惫、乏力等气虚病证；水谷不化、绕脐疼痛、腹泻、痢疾、便秘等肠道病证；小便不利、遗尿、遗精、阳痿、疝气等泌尿、男科疾病；月经不调、痛经、闭经、崩漏、带下、阴挺、恶露不尽、胞衣不下等妇科病证。命门穴位于督脉上，第二、三腰椎棘突间。主治虚损腰痛、遗尿、泄泻、遗精、阳痿、早泄、赤白带下、月经不调、胎屡堕、汗不出等，现代常用于治疗性功能障碍、前列腺炎、月经不调、慢性肠炎、腰部疾患等。功后拍打可起到补足人体元气、固肾壮阳、强壮的作用。

肩井穴是足少阳胆经腧穴，为足少阳与阳维脉之交会穴。在肩上，前直乳中，当大椎穴与肩峰端连线的中点上。主治项强、肩背痛、手臂不举、中风偏瘫、滞产、产后血晕、乳痈、瘰疬、高血压、功能性子宫出血等。经常拍打可起到疏导肩部气机，防止颈、肩部疾病的作用，另外肩井穴也是养生功法练习中的重要穴位，经常拍打，有助于该穴位的疏通。

曲池穴为手阳明大肠经之合穴，取本穴时，屈肘成直角，当肘弯横纹尽头处即是。具有清热解表，散风止痒，消肿止痛，调和气血，疏经通络的功效。临床多用于治疗手臂痹痛、上肢不遂、热病、高血压、癫狂、腹痛、吐泻、咽喉肿痛、齿痛、目赤肿痛、瘾疹、湿疹、瘰疬等病证。经常拍打此穴位有助于改善不良情绪，清泻心火，解表泄热，降低血压等作用。

二、静功

练习方法见"第三章第二节"的静功调身部分，做功时间以 30 分钟以上为宜，可选择清晨或夜半练功。可以借助音乐帮助入静，可以放开思想，意念自己身处在山清水秀、风景秀丽的地方，轻松愉快，无拘无束，潇洒飘逸，飘飘欲仙，静下心来，慢慢体会这种天、地、自然和音乐融为一体的感觉，仿佛忘却了时间和自己……

练习本功不限时间，若进入功态，几小时也不想收功。

功后要认真按保健功法收功。

三、辅助功法

辅助功法主要包括自发动功、行禅功、卧功、洗髓功等

（一）自发动功

自然站立，两脚与肩等宽，两手臂自然下垂，头正身直，松腰松胯，两眼轻闭，全身放松。然后静下心来听导引词即可。练功中如果出现身体自然晃动可顺势而动，将会起到疏通经络和祛除疾病的效果。但千万要注意：由于各人的身体情况和对养生功法科学的理解各不相同，有时会将正常反应当作偏

差，所以学练本功法一定要在老师的指导下进行。

1. 导引词

两脚与肩等宽，头正身直，松腰松胯，两眼轻闭。头部放松……

你已经全身放松了，整个人进入了一种空空松松、混混沌沌的养生功法状态，整个身体变得慢慢温暖起来，随着我讲话的声音你就会感到有一股股的暖流从你的头部缓缓地流到你的脚下，你整个人就开始慢慢变空变松变大。这时候从你的脚下慢慢地升起了一朵放射着光芒的莲花，把你的身体缓缓托起，向上托起。这莲花不停地放射着光芒，照亮了你的全身，照亮了你的头骨、颈椎骨、胸骨……照亮你全身的骨骼，照射着你全身的肌肉，照亮了你的五脏六腑。你的身体变得越来越轻、越来越空、越温暖。这放射着光芒的莲花托着你的身体缓缓升起……升到蓝天之上。一朵朵的白云在你脚下飘动，在你腰间缠绕。你整个人仿佛化成了一朵白云、一朵白云，随着阵阵温暖的风吹来，你的身体化成的白云就在这蓝天之上自由自在地飘动起来。阵阵暖风带着阵阵檀香味、抚摸着你的身体，它吹走了你全身的病气、浊气、疲劳之气，随着这阵阵暖风的吹拂，你正感觉到身体内的病气浊气，疲劳之气不停地向外飘走、飘走，飘向那遥远的天边。

现在你的身体正处于极度松弛、温暖、舒适中，在这优美的音乐声中，我带着你化成这片白云，一起飘过高山、森林，飘过草原，飘向那大海边，你慢慢落下去，落到大海里。蓝蓝的海水包围了你。你仿佛变成了一条鱼，在这蓝蓝的海水中游动，海水不停地洗礼着你，冲刷着你，清洗着你的身体，冲走了你所有的病气、浊气。你感到身体越来越温暖、舒适，然后你缓缓地走向岸边。岸边是一片广阔的沙滩，沙滩是那样的银白、细腻。你赤着双脚、赤着双脚在这软软的沙滩上走着，自由自在地走着。松软的沙滩，舒适的感觉，愉快的心情使你完全体会到了天地人合一的滋味，体会到这种美妙的、自由自在的、无拘无束的、完全忘我的感觉，仿佛又回到了童年时代……

2. 收功

请参阅"本章第一节"动功的收功保健功。

（二）行禅功

行、住、坐、卧皆可练功参禅，所谓"行亦能禅坐亦禅，圣可如斯凡不然"。练习行禅功的关键在于身心俱松、步态安详。

练习时可选在树林中、小河边等环境优美、空气清新之处。然后平视远方但不要详观远方有何景（眼不视而魂在肝），亦不要刻意听外界声音（耳不闻而精在肾），然后口唇轻闭，舌抵上颚（舌不动而神在心），此时亦不要刻意分辨林中气息（鼻不嗅而魄在肺），将意念似守非守地注意一下小腹部（精水、神火、魂木、魄金皆聚于意土之中，谓之和合四象也），然后双手自然摆动缓步行走。行走时可自然呼吸，也可以吸一口气走数步，然后再呼一口气走数步均可。练习中还要仔细体会周身汗毛孔或重要穴窍在与自然宇宙交换能量时的微妙感觉，例如气流流动感等。

行禅功锻炼时间可长可短，练习结束时可按前面讲述的收功方法收功。辟谷期间练功以感觉身体舒适轻松，无疲劳感为度。

行禅功可诱发体感功能，并有快速消除疲劳恢复精力等功用。另外锻炼日久还可以练出察知环境和某处气场好坏，是否有利于练功的功能。另外还有若干妙用容后再述。

（三）卧功

基本姿势见"第三章第二节"的静功调身，卧功部分。

1. 五龙盘体功（侧卧式）

取左侧卧或右侧卧均可，卧时枕高低要合适，然后一腿屈一腿微伸，呈龙盘之状，然后一手放在气海处另一手可屈肱枕于头部，调整好姿势以后可逐一从头向下放松身体，使人松软有度。此时可调整呼吸和意念，使自己呼吸深、匀、细、长，同时意念自身处于风光优美的自然风景区或森林中，然后意念打开全身所有汗毛孔或者是重要穴窍，去与外面交换信息和能量，这样身体很快就会感到有膨胀感或者是飘浮感。

2. 仰卧式

仰卧于床上（若有机会也可以仰卧于柔软、干净不潮湿的草地上），尽量伸展四肢放松身心，然后收心收神回下丹田（小腹处），然后边按侧卧式功法练习即可。用仰卧式练功时身体可能出现的飘浮感更强。

（四）洗髓功

本功法站、卧均可练习，现取站式为例讲解。

两脚与肩等宽，头正身直，全身放松，自然呼吸，然后两眼轻闭，深呼吸几口气以吐尽肺内浊气。

意想自身处于云雾缭绕、紫气升腾的紫竹林中，观音净瓶向下倾出银白色的净水，从头顶直淋下来，就像在淋浴器下一样从头一直冲洗到脚下，包括自己的五脏六腑以及全身所有的组织结构多在接受清洗。

《易筋经》云："谓人之生，感于爱欲，一落有形，悉皆滓秽……五脏六腑四肢百骸，必先一一洗涤净尽，纯见清虚，方可进修。"

功中很快会出现气流动感，有的人可能会感到有凉或温热的气流从腿流到脚下，均为正常反应。患有高血压、失眠健忘、头昏目赤、心烦意乱者可多练此功。

（五）仙人揉腹功

1. 姿势及动作

将手直接放在肚皮上，非常缓慢地旋转，先顺时针旋转三十六圈，再逆时针旋转三十六圈，再顺时针旋转三十六圈，一直循环进行此项操作直至结束，中间不可间断。

2. 呼吸方式

自然呼吸或顺腹式呼吸。若功中自然出现其他方式呼吸（如逆腹式呼吸）也可顺其自然。呼吸要深、匀、细、长，尽量自然。

3. 意念运用

默数手部旋转揉动的圈数，体会随着手在旋转抚摸时腹部温热的感觉，以及肠部蠕动的感觉。

4. 练功时间

此功法最好在睡前进行练习，不限时间，练至肚子咕噜咕噜叫，或睡意较浓时既可。练后睡意较浓时不需收功，可直接入睡，也可练后坐起，做干梳头及头部拍打即可收功，有助于睡眠。

5. 练功要领

仙人揉腹功就是揉肚皮。这里介绍的仙人揉腹功，第一不隔着衣服，直接用手抚摸肚皮。第二，就是要缓慢地揉，顺时针旋转三十六圈，逆时针旋转三十六圈，手放在肚皮上非常缓慢地旋转。

6. 功理讲解

随着手在肚皮上缓慢旋转，肚皮会有生物电产生，也可以简单说是摩擦起电。因为我们每个人都有生物电，生物电作用使得手在肚皮上切割腹部的能量场、磁场，电场磁场相互切割会产生新的能量，腹部就会感觉温热、舒适。

首先仙人揉腹功对于失眠有很好的治疗效果。我们想睡觉的时候，大脑里面杂念纷纷，各种思想纷纷出现时，大脑就产生兴奋反应，一旦兴奋，就很难抑制，自然就很容易失眠。也有人是因为恐惧失眠、担忧失眠，越担心越焦躁，越焦躁心越沉不下来。这时候仙人揉腹就是最好的调心方法。通过手部在肚皮缓慢旋转抚摸，腹部很快会产生温热的感觉，一热一舒服，就把注意力都放到揉肚子上，其他东西就都忘记了，这就是练功的最高境界，叫作"守窍"或者"守一"。这时候入静了，一念代万念，你就不会去乱想了，大脑就会从兴奋进入抑制状态了，自然就睡着了。《灵素节注类编·四诊合参总论》中提到"有诸内者，必形诸外"。平常身体不太好的人，在肚皮上可能会找到疙疙瘩瘩的地方，不是肌肉的感觉。这时候操作时就需要稍微用点力，将硬块按松，这叫内病外治，硬块松了，自然疾病就没了，而且效果非常快，这是仙人揉腹功的另一个作用。揉按的时候有人可能想去解大便，有的会放屁等，都是正常反应。仙人揉腹是围绕肚脐来进行旋转按摩的，属于脐疗法，脐疗法本身就可以治疗很多疾病，所以说仙人揉腹功虽然方法很简单，但越简单就意味着越高效，这个小方法如果学会了，真的是能利人利己。

记住操作的关键点之一就是慢，关键点之二就是"不能停"。做得慢了没关系，但是不能停下来，停下来劲就断了，就要从头再做起。做得好的话几分钟肚子就热了。对于长期大便溏稀、拉肚子、便秘效果都很好。因为通过这种按摩的手法，能让肠道重新由抑制转为兴奋，让它蠕动起来，流水不腐，户枢不蠹，肠道蠕动起来后，里面就不会有垃圾，肠道疾病自然康复。有句俗语："要想长生，腹中常空。"如果想长生不老，肚子里面就不能留有垃圾，必须三通——大便通，小便通，心气通。唯一的要求就是必须把衣服拉开，手掌直接对肚皮，这是诀窍中的诀窍。

最后总结一点就是，这个功法虽然很简单，但是高效，需要坚持练习。

7. 常见问题解答

问：按摩范围多大。

答：范围可大可小，因人而异。

问：一只手效果好还是一两只手效果好？

答：当然两只手，两只手可稍微重叠一点点。

问：顺时针好还是逆时针好。

答：顺时针是补，逆时针是泻。不懂得补泄怎么办，那就平补平泄。正向三十六圈，逆向三十六圈。

问：为什么要三十六下。

答：除了易数，这就是让你意守，跟睡不着觉数羊是一个道理。

问：左右手哪个手在上面。

答：没关系。过去说男左女右，根据实践经验是都一样，讲究越多效果越差，用意不用力，讲究多心就乱了。

问：坐着还是躺着效果好？

答：平躺最好，当然个别人喜欢看电视，那也可以坐在沙发上按摩，当然最好是躺着。

四、动静两相宜——谈谈练功时身体的动与静

现代人生活好了，不愁吃不愁穿，但是生活节奏快了，生活压力大了。有些年轻人吃得多，又不时受一些小委屈，最后就堵住了。堵住了什么？可以说堵经络，也可以说堵情绪，还可以说堵血管，年轻人就莫名其妙地出现睡眠不好、烦躁不安、焦虑、缺乏安全感等。怎么办？就是动起来。怎么个动法呢？比如，拧开自来水的水龙头，它下面接的那个软管在水地冲击之下，起初会像蛇一样动起来，动到最后就直了，水就流出来了。这其实和自发动功是一个道理。

为什么有的人练功的时候，腰晃得像安装了轴承一样，有的人脖子动得也像装了轴承一样，有的人前后晃动，各种各样奇怪的姿势都出来了。还有人可能练着练着眼泪就哗地流出来了，也有个别人号啕大哭。也有的人鼻涕流得很长很长，更多的人是流口水。为什么会这样呢？这是由于情绪过激、压力过剩，各种积累在心里、胸腔里的负能量通过不同的方式在释放。

自发动功的这个动，是指身体那个地方不通，那个地方就动。这是自动的动、自发的动，这个是模仿不来的，所以在练功时一定是不能相互比较的。你看到这人腿有问题，练功时腿可能会抖得很厉害，他是自发出现的，不是刻意的，你模仿不来。按照心理学来说，它是深层的潜意识冲出能量，通过动让它活起来，动就活了。所以说，活动、活动，活着就要动，人为的动是把握不住量的，动得过分就是磨损。

所以我就经常开玩笑，我说现在男人要怎么写？就要写成"难人"，就是难为自己的人。中国有句古话——打掉牙往肚子里吞。就是说男人不能哭，不能倾诉。为什么男人没有女人

长寿。女人也有很多不高兴的事情的，可能很多时候比男人还烦心，但女人有三个优点。第一个优点是女人善讲，不高兴了就会找人倾诉、聊天，把心里的压力释放了出去。第二个优点是女人善忘，恩怨来得快，去得也快。第三个最大的优点，就是女性每个月来月经。人所有的功能都是有进有退的，每个月通过月经损失些血液，刺激人的造血系统不断地更新，而且通过血液将人体的很多毒素排出体外。这几大优势就决定了女人的寿命比男人长。所以建议所有男同胞不要难为自己，要学会放过自己，顺势而为，善于把自己的所有的不良情绪，通过正常的渠道疏泄出来，就像大禹治水一样。

大禹治水开始为什么失败了？最开始大禹使用的策略是堵，也就是加高外围，洪水越治越泛滥。后来策略是疏泄、疏通河道。我们现在要做的就是这个工程，要疏通河道。现在很多中医讲，松则通，通则不痛，采用中药、针灸、推拿等。但我认为"外强永远不如内壮"，当你的内心真正强大起来，熟练掌握养生功法，就能通过这种内调的方法，达到"松则通"的效果。

我们把话题再说回来，静就很简单，生命在于静止，乌龟为什么能活千年？因为它动作少、体温低。一个非常有意思的话题来了——体温低！你注意了吗？20 世纪 60 年代的人都知道，人的正常体温是 37℃多，但现在呢，很多人是 36℃多，个别人 36℃以下甚至 35℃多。这说明现在的人能量够了，相对的消耗、燃烧就少了，也就意味着寿命要加长了。但是缺点也来了，体温过低就意味着有个风吹草动，可能就扛不过去了，生命就结束了。西医学研究发现，体温过低，意味着身体对病毒、细菌、疾病的抵抗力大幅度下降。所以说，不好里面一定有好，好里面一定暗藏着杀机。

懂得这些道理以后，就能明白一定要做到"动静相宜"。为什么我安排动功和静功一起练？做动功的时候可能还有个动作，你会追随一下动作。当你练静功的时候，你会发现随着周围的动静，自己内心的很多想法，会不停地去动——心动，这就是所有修行的人面临的最大问题。心动，一练功心就飞了。怎么办呢？很简单，收回来。前面讲过了："有欲守其妙，无欲守其窍。"当你静下来的时候，你的气机是非常活泼的，这个时候你的身体就会出现很多反应，比如说坐着坐着，就觉得我的身体像一尊大菩萨一样，又胖又大，身体暖烘烘的；或者有的人，比如说我有偏头疼，一放松就觉得血管一蹦一蹦，好像更疼一样。这时候心就乱了，怎么练功会这样子，加强了疼痛。练功当中出现各种各样奇怪的现象，要做到不理不惧，尽管放松就行了。越简单越高级，越高级越简单。人最大的幸福就是简单。

第二节　辟谷养生功功理

在你体内和四周空间里充满了宇宙中孕育生命、培养生命的伟大力量！当你需要并坚信这股力量的存在的话，你就会找到并且能获得它的帮助。这力量存在于自己的体内，即潜能力。希望并能拥有这潜能力的前提就是必须坚信它的存在，然后用心以及用某种适当的方法去找寻它。当你拥有它的时候你就拥有了健康，就拥有了财富——健康是人类最大的财富！

让我们一起坚定信心找寻它、拥有它和健康的身心。辟谷，就是找寻和拥有这种潜能力和自身身心健康的卓有成效的方法之一。既然辟谷能达到祛病强身、开发潜力这一目的。我们就必须去研究辟谷机理以及对人能产生哪些方面的影响。

辟谷，是指不食五谷，也不吃烟火之物。通过独特的方法，例如导引食气、药饵等来达到不吃不饿而体力、精力以及智力不比正常饮食时减退甚至更好，以至于在这种奇特的体验中实现了体质的更新，灵力的升华。一般人只要七天不吃就会饿死。为什么辟谷者数天乃至数十天或数月乃至数年不食人间烟火都饿不死呢，其持续生命运动的能量来源于哪里？他们的这种潜能力是如何获得的呢？

本篇文章就若干问题结合实践作了详细解释并对具体修习方法等均进行了论述。使你读后会对辟谷有一定了解。然而就辟谷体验者来说，辟谷者在祛病的同时，不可避免的身、心会发生诸多变化，把握得当则有益身心，施行不得法则对身体会产生弊端。因此个人若无有丰富经验的老师指导绝对不能盲目进行辟谷体验，切记之。

一、关于辟谷

辟谷之说，古已有之，纵观古今典籍或民间野史，时见其踪。古人对辟谷一词又有别称，如却谷食气、服气辟谷等，其叫法虽多然意义均同，意思均是断除五谷杂粮、烟火之物，同时配合一种特殊的服气修炼，来达到得道成仙之目的。

古代宗教先哲对辟谷又是如何认识的呢？佛祖释迦牟尼曾言："若五体之内有任何病患之时，先应绝食物矣。"为悟真理明心见性，释迦牟尼在未成道之前，曾到雪山之上进行 6 年之久的苦行，日食一麻一麦，身体瘦成一副皮包骨，最后终于得悟大道。

时至今日，仍有传闻说西方佛教界曾有过午不食之说，意思就是过了中午以后就不再进食。而佛家医典《医方明中》中也把断食作为治病的一种主要方法。

在我国宗教中道教是属于土生土长的一种宗教。而道教对于服气辟谷的记载以及方法、效果等论著就更多了。且看道家《中黄经》是如何论述辟谷的："凡服气断谷一旬（10 天）之时，精气弱微，颜色萎黄。二旬之时，动作瞑眩，肢节长痛，大便苦难，小便赤黄，时或下痢，前刚后溏。三旬之时，身体消瘦，身重以行。四旬之时，颜色渐悦，心独安康。五旬之时，体复如故，机关调畅。七旬之时，心恶喧烦，志愿高翔。八旬之时，恬恢寂寞，信明术方。九旬之时，荣华润泽，声音洪彰。十旬之时，正气皆至，其效极昌。三年之后，瘢痕灭除，颜色有光。六年髓填，肠化为筋，预知存亡经历。九年役使鬼神，神明侍傍，脑实肋胼，不可复伤，号曰真人。"

由此我们可以看出道家对辟谷服气认识，可见辟谷服气术对于道家来说是作为一种修仙成道的特殊的重要方法。由于辟谷服气某些方面对人的特殊作用，使这一特殊的养生技术得以自成体系并流传至今。尤其是养生功法这一传统健身方法日益普及的近年，辟谷养生术这种特殊的祛病健身术，也逐渐被人们所认识、认可乃至掌握。这种特殊养生技术必将为众多受疑难病折磨的人和开发自身潜能的人带来健康和灵力。

二、辟谷理论

（一）吃出来的病

人的生命之所以能够存在，在于空气、水和食物这几个基本条件，离开这些就会无法生存。

既然食物对人这么重要，那又为什么说有些病是吃出来的呢？

第一，通常我们吃下去的食物是要经过消化系统消化、吸收后成为人生命运动中所需要的能量。这种消化、吸收直至排泄废物的过程是比较长的，难以消化的食物其时间可能更长。这些东西在消化系统中存留时间越长，产生化学变化的过程就越长，这种化学变化就不可避免的会产生一些对人体有害的毒素而被人吸收。尽管可能产生的毒素不是很多，但日积月累，终会成为某些疑难疾病发生之根源。

第二，现在人们普遍存在营养过剩的问题。吃得过多，消耗过少。能量会在人体内储存起来。临床发现，高血压、心脏病、脂肪肝等病肥胖者高发。

肥胖是直接导致人健康状况下降的原因之一。随着人们对健康概念的新的认识产生。肥胖已不再被人们看作是福相、富贵的象征，而是作为一种病——肥胖病进行研究和防治。

肥胖对人的危害，古人早有认识，其病因病机乃为脾肾气虚、运化输布失司，清浊相混，不化精血，膏脂痰浊内蓄，而致肥胖。晋·杨泉《物理论》指出过度肥胖能直接影响人的寿命："谷气胜元气，其人肥而不寿；元气胜谷气，其人瘦而寿。"

医学水平不断提高的今天，对摄食过度、肥胖的危害有了更深、更细的认识。认为患同样疾病的人，肥胖比正常体重者死亡率明显升高，甚至某些疾病如糖尿病、胆石症、肝硬化等患者，肥胖者比体重正常的死亡率高 2.06~3.83 倍。肥胖会引起许多并发症及内分泌代谢方面的紊乱，如糖尿病、高脂血症、高血压、痛风、动脉硬化、脂肪肝、胆囊疾病不孕症、心脏疾病、脑血管病、某些癌症、皮肤病等。

外国学者对此亦进行研究并指出，自身的食物中会使人产生多种疾病。比较有名的是苏联病理学家梅尼基可夫的"自身中毒"学说，并因此学说而获诺贝尔医学奖。他的理论是："大肠中粪便积聚，因而产生腐败细菌，形成有害物质，引起自身食物慢性中毒，于是发生疾病与衰老。"

（二）辟谷祛病的机理

圣人有语精辟至极："食，色，性也。"一语道破真谛。说明人类自身能得以生存繁衍下来的本能之一即为饮食。然而在饮食适当满足了维持生命运行所需的能量以后的多食、精食，就是人自身过度满足了另一欲望：谗欲、贪欲。在满足了这谗、贪两大欲望的同时，也同得到疾病。这些在上节中也有详述。但是饮食毕竟是人生存的本能，怎样战胜这两大欲望才能进入辟谷状态，为什么辟谷状态能祛除疾病呢？其机理是什么？

辟谷为什么能祛病，古人早有断论。吕祖纯阳有语："欲要长生，腹中长清；欲要不死，肠无渣滓。"古代医学家也提出"倒仓"理论，即清理体内肠内毒素之理论。人体内消化系统犹如一化工厂，该系统在产生人体必需的能量的同时，必然会有副产品产生，粪便等只是看得见的一部分。这些副产品由于种种原因得不到及时清除清理，日积月累，久后必然导致仓库内道路拥挤而产生种种弊端，就人而言也是如此。消化系统之副产品产生的毒素在毒害人体，阻塞经络，而过食引起的营养过剩、脂肪堆积也是人体致病原因之一。辟谷可谓是清除体内垃圾的最有效的一种手段。

通过辟谷，可以有效清除体内毒素，也就犹如清除了交通道路上的路障一样疏通了经络，经络通畅自然疾病就会祛除，正所谓经络"通则不痛，痛则不通"。

实践证明，辟谷对多种疑难病确有卓效。通过实践发现其适应证非常广泛，辟谷确实可以起到祛病启灵之功用。

既然辟谷是一种以不感饥饿而不吃的特殊状态，那人是用哪一种能量为维持或者说使持续生命的呢？

国外断食疗法研究者认为，人在断食断水的情况下可以活七天，而在照常饮水的情况下断食可存活一个月以上，甚至更长时间。其理论根据是人在断食期间是靠分解体内多余的能量、脂肪等来持续生命的存在，从而实现了清仓理库的工作，以达到祛病的目的。

从理论及实践效果，有不少人认同此观点，并且其典型特征即为体重下降（这一点和辟谷实践者有所相同），但从现象分析，辟谷期间靠分解体内脂肪来维持生命并不全面，首先是时间问题；其次，辟谷者辟谷期间能量来源于哪里。要理解这个问题，先解释一下辟谷与断食之区别。

要了解断食与辟谷之区别，就要首先明白什么叫断食疗法，什么叫辟谷。

断食起源于宗教，其祛病、启灵之效也非常显著。国外有不少国家对此法广有研究。有资料载日本、欧洲、美国等均有运用断食疗法（亦有人称饥饿疗法）来医治疾病。

断食，即断除饮食。断食疗法即以断食为手段来达祛病疗疾之目的的疗法。这种疗法是一种以人为断除进食，也就是以饥饿作为代价，通过消耗自身多余脂肪以及溶解自身毒素而得到健康的。

饥饿，尤其是并不缺乏美味食品情况下而有意识的饥饿，这对人来说，无论是生理上还是心理上无疑都是一件非常痛苦的、令人难以忍受的事情。可以设想一个人美食就在眼前伸手可及，腹中饥饿难耐的情况下要去坚持挨饿，这需要多大的忍耐力和勇气。

辟谷也是断却五谷、不食人间烟火，但进入辟谷状态是以不饿、体力精神不减才不吃的。辟谷的基本原则是不饿就不吃，饿就吃，也就是一切顺其自然，不勉强非人为的，自然的断除了五谷杂粮，从而达到清仓祛病之功效。

饿与不饿，一字之差，心理上的感觉却截然不同。我们都知道心身两方面是不可分割的共同体，一字之差两种心情，两种心理感受，必然产生两种结果。这就是断食疗法（或者称为饥饿疗法）与辟谷养生的区别所在。断食疗法完全是以消耗自身多余能量（如脂肪等）来作为持续生命的动力的，而身体内多余能量毕竟有限或者说始终有耗尽之时，可以想象身体内能量耗尽之时也就是生命结束之时了。而辟谷者除了运用身体内能量作为生命动力以外，还有另外之外来能量作为生命动力，否则怎么能几个月或者是几年不吃而照样成活并且与常人无异呢，这些辟谷时间很长的人从古到今都有实例存在。

古代辟谷者的实践记载是否真实今人无从考究，而1995年多家新闻机构报道："江西宁都青莲寺25岁尼姑释宏青，不吃饭不食水果不吃药，仅靠饮大量白开水，持续辟谷898天。"时间如此之长，说明除了用消化吸收能量这一循环方式来摄取能量以外，可能有另一种形式的摄取能量方式。

很多练功者都有这样的体会，练功练到一定的阶段会发现身体的某个要穴或者是周身汗毛孔都有气流流动、出入的感觉，这种感觉越强越明显，收功后人越轻松。这是因为人在与自然间、宇宙交换能量。随着自动交换能量的能力提高，人摄取能量的另一种功能就被开发出来，即常说的天人合一功能，这时人就会出现辟谷现象。这一点道家理论的一句话就阐明了它——"气足不思食"。也就是指功到境界可辟谷食气，食"天粮""仙粮"来持续生命，净化肉身。道书中所言"天粮、仙粮"还是指气。气是什么，中医理论明确指出，气是构成人体和维持人体生命活动的最基本物质。也可以说气是构成世界的基本物质。《类经·摄生类·古有真人至人圣人贤人》有语："夫生化之道，以气为本。天地万物，莫不由之……人之有生，全赖此气。"《医门法律》也说："气聚则形成，气散则形亡。"

明白了气的概念，同时也应明白气的来源。一是先天之气来源于父母精血，另外就是后天之气。后天之气来源于自然界中的水谷之气和清气这二部分，辟谷者则主要是摄取自然界之清气或者说是宇宙之气之能量。这也是辟谷者可数月或数年不食也照常存活的原因，也是与断食者最大的不同之处，也是使辟谷者始终处于肠清体轻精力旺盛状态的原因。处于这种状态的人身体康健，这亦是辟谷祛病的道理所在。

三、辟谷养生术

辟谷养生术多以功至化境而自然出现或者是以师传单授方式得以出现。群体辟谷现象早期资料未见记载。中医传统辟谷养生术以信息导引和功法导引相结合的方式来使练功者自然而然地进入辟谷状态。方法可谓至简，且严守大道自然之法则——即以不吃不饿精神好为准则，并非人为意断食，故使习练者无论心理上或者是生理上都较容易适应，所以具有安全性高、实施极为方便等特点。但需有经验的老师指导，这是至为关键的。下面将辟谷实践中的关键问题一一作一详述，以使习者随着身体奇妙体验产生的同时去掌握系统的理论和若干方法。

前面已讲述本功法辟谷方式可为至简，往往只言片语或者一种手势、眼神，即可将多数练功者引入辟谷状态。为什么能如此之快的使人进入这种特殊状态呢，机理应该是非常复杂的。但也可以简言为信息的奇妙作用。

对信息的定义理论至今仍存在诸多争论，此处暂不深讨。中医的传统说法，信息者"消息"也。它源自《丹阳修真语录》阴阳理论里"阳盛阴消，阴衰阳息"一词，因此我们可暂把其理解为特殊的辟谷消息在起作用。

中医传统辟谷养生术是让学习者接受辟谷信息，自动进入辟谷状态，那么习功者就要用心去体验信息在自身所起的作用，用心去把握机遇。若出现无饥饿感，看到食物亦无食欲时，即为辟谷状态产生，此时应把握机遇，加强练功，使清仓祛毒工作得以顺利进行下去。进入辟谷状态以后，由于断绝了烟火之食，身体必然会产生诸多变化，并且生理上的变化促使心理上也产生更多的变化，也就是说人完全是由常态转入特异状态，此时应时时接受老师指导，以根据自身身体状况变化做出合适的调整。

群体辟谷体验是把辟谷作为一种祛病强身、启灵开智的手段来进行的，因此辟谷时间长短不能强求人为统一。也就是说体验时间长短完全是遵循不饿不吃、有精神这一自然法则来进行的，其辟谷时间的长短应完全根据身体的需要接受潜意识的指挥而去设定，千万不能片面地追求祛病或长功速度而人为延长辟谷时间，要知道那样做会适得其反，弄巧成拙而出危险甚至危及生命，因为凡事总有其度，过度必然违背大道自然之法则，其结果自会不理想。

辟谷中出现饥饿感证明可能要结束辟谷状态，此时可少量进食稀汤或稀饭，进食时若无难受感证明身体自动恢复正常态，此时应按复谷技术进食。复谷技术至关重要，切不可盲目进食。复谷关系到巩固、加强取得的功效，复谷不当会损伤身体，复谷技术放在后面讲述。

就辟谷状态而言，应当把辟谷状态分为以下数种：

1. 功至化境而自然辟谷

指练功者功力到相当高的境界时自然出现之状态。古代修习仙道者都属此种状态。

2. 特殊情况偶然辟谷

好多人都知道有的野生动物生病时会自动断食疗疾直至疾病痊愈。据称水稻偶断水少许时日，不但不会减产反而有可能能增产。正常人或有病之人都有突然数日不进食而体力依旧或疾病有所好转的事例。

3. 根据身体需要主动辟谷

指利用特殊功法或功法药饵相结合进行主动辟谷。这完全是人为地有意识地进入辟谷状态以达目的的方法，因此必须有老师传授及监护方可实施进行。

4. 接受信息导引自然辟谷

这种方法是在有组织的情况下靠老师发布信息能量而群体进入辟谷状态，其方法简单方便，但机理尚无定论，需要进一步研究。

若就辟谷程度而言又可分为如下几种：

1. 全辟

不论辟谷时间长短，辟谷期间均粒粮不进、滴水不喝，但仍神清体健如常人。

2. 类全辟

不论辟谷时间长短，仅靠饮水以存活，或者进食极少量生水果等物。

3. 半辟

进少量水和水果，或药饵等不食烟火之物，但精神体力依旧。

4. 少食

未进入辟谷状态但食量明显下降，且吃或不吃均无太大反应者。

5. 变化状态

实践中还发现有人从全辟转入半辟或者是半辟进入全辟状态者，也有辟谷期间数次转换者。

在此需再次强调不论辟谷者的状态、程度如何，都应正确掌握要领，随时接受老师指导，使自己能安全迅速地祛病增功启灵才是目的，任何时候都不能违背大道自然之法则去强求自己，那样可能会搞成旧病未除又添新忧。

第三节　辟谷期间的身体反应

人生病之所以能够痊愈，就在于人体本身固有一种自我修复能力，我们称之为自愈力，而辟谷正是唤醒并且加强这种能力的最好方法之一。在辟谷的过程中，身体会出现有各种反应。原因有以下几种：

由于机体新陈代谢作用的增强或血液酸毒症的影响，辟谷刚刚开始的时候，有的人会出现全身倦怠、头痛、关节痛、头晕等现象，有的人会出现发热，或畏寒、心悸等情况，也有的人会出现类似感冒症状，如感觉手脚有些发凉、畏寒、打喷嚏、流鼻涕现象。这些都是身体的正常调整。第一次辟谷者都会经历一个身心适应过程，出现一些反应不需要过度担心。只要按照辟谷方法认真去做，各种反应很快就会缓解。经历过几次辟谷以后，人们的身心就会逐步适应，很多现象也自然会逐步消失。

（一）血压变化

辟谷期间血压比平时偏低是正常现象。一般会在复谷以后就恢复到正常值，而有的高血压病患者经过一次或者几次辟谷以后，血压大多数可以恢复正常。

（二）感官变化

辟谷期间因为身心清净，感官较平时更为敏感，听力、视力都比平时大幅提高。除此之外，味觉、嗅觉也会变得十分灵敏，即便是清淡的味道，远处的微微香味都容易被你感知到，大脑也会变得很清晰，各方面反应力都会有显著变化。

（三）其他身体变化

有的人刚刚开始辟谷时，会出现口腔反应，比如口黏腻苦涩，甚至发苦、发臭的味道；喉咙发干并且痰多等现象。体内的废物成为气体通过肺部排出，所以会有口臭现象；因身体的废物毒素从肠和胃上升到舌，所以会长出舌苔。

另外，由于体内废物排出方式不同，有的人可能会有轻度腹泻的现象，也有的人因为从汗毛孔排出废物，所以有体臭现象。辟谷期间，体内毒素会通过皮肤排出，所以有的人会出现皮肤发痒，甚至类似于过敏反应。辟谷期间有的人排小便会出现尿液异常现象，比如小便次数增加，小便颜色表现出短或者赤浊而黄的状态，颜色比平常浓且有恶臭。大便还会排又臭又黑如稀泥般的黑便，似柏油。黑便或宿便的排泄时间因人而异，有人在辟谷中，有人在开谷期，也有人在几次辟谷后才排出。同时，明显感到肠蠕动增加，肠鸣和排气量较多，体内废气大量排出体外。

（四）去病反应

辟谷中，本身有疾病的人会呈现各种去病反应，有的人可能还会稍显严重。这时候更要加强练功，及时调心，必要时请指导老师或者医生做心理辅导或者调理。平常我们人吃下的食物，在满足了生存的需要以后，多余的营养，会储藏起来，以备后用，这是人类在长期的进化中产生的能力。正常情况下，多余的能量会变成脂肪，而储存于人体脏器中以及皮下等部位，当你一旦开始辟谷，首先要消耗的就是这些储存的营养。所以大多数人会有体重减轻现象，从而达到减肥的目的。

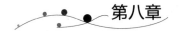

第八章

复谷技术及辟谷对人体的作用

经过一段时间的辟谷以后，体内毒素等得到有效清理，此时人会自然恢复饮食欲望，说明辟谷过程即将结束，那么怎样恢复正常饮食呢？复谷不当会不会使已取得的功效失去甚至会损伤身体呢？

一、复谷原理及原则

复谷与辟谷有着同样重要的作用，复谷不当，则很多通过辟谷刚刚康复的疾病在复谷后又会反复，因此必须重视复谷的作用。

首先，辟谷结束，胃肠重新接受大脑发出的进食指令，蠕动逐渐增加，但毕竟处于恢复阶段，因此运化能力有限。这时过度进食会增加胃肠道的负担，蠕动缓慢的胃肠道难以适应短期内的大量蠕动需求，造成过度损伤。其次，由于辟谷期间摄入极少，肝肾等脏器分泌用于降解食物未完全代谢产物的酶类也逐渐减少，如果在复谷期间大量摄入高脂高蛋白食物、饮酒、服用大量药物等，这些物质降解产生的有害物质较多，但此时各类降解酶水平还未恢复，肝肾等脏器尚未恢复正常解毒功能，此时会造成有毒代谢产物在血液中浓度过高，极易使辟谷后刚刚康复的疾病再次复发。

另外，由于久未进食，人体多余能量储备已基本用完，此时虽运化能力减弱，但吸收功能极强，平时的正常饮食在此时就会因吸收增强而变为过量饮食。如高血压患者，辟谷后血压往往能够下降至正常或正常高值水平，但若辟谷后马上进食高油或高盐食物，此时吸收能力极强，就会使血液中的浓度过高，此时受到高油、高盐饮食激发，血压有可能会重新上升。

因此复谷期间应禁难消化、高油、高盐、高营养、生冷硬质食物，遵循松软、少量的原则。有饥饿感时可开始进食极少的稀汤（如小米汤、大米汤）或稀粥二至三日，然后再逐日递增，一星期后可基本恢复正常饮食。复谷期间忌用荤腥之物，以使肠胃得以适应，并巩固效果，这些是极为重要的事情。也曾有辟谷七天顽疾得愈，但由于盲目进食而复发的事例。所以辟谷后复谷期间的饮食极为重要，切不可贪一时口欲而功亏一篑。也有的人要经过好长一段时间才恢复正常饮食，这也是正常的。无论身体产生何种奇妙变化都不要去追求，多与周围功友交流，多与老师保持联系，以便安全地保持辟谷功效，这也是每个人都要牢记的。

二、复谷方法

复谷期一般两周，有慢性疾病需康复者可适当增加复谷时间。复谷期间的饮食、作息、生活方式都需要进行调节，同时复谷期间需要保持一定的练功量。值得注意的是，复谷期间，由于饮食减少，体重会进一步下降，同时很多疾病在复谷期间会进一步缓解或痊愈，因此一定要注意复谷方法及流程。

（一）饮食

复谷期间严禁食用咸菜、腐乳等辛辣、多盐食品，同时复谷期间要保持定时、定量饮食的习惯，保证一天定时三餐。有些可能存在农药残留的蔬菜、水果应尽量避免进食，水果尽量削皮。可能含有化学物质的食物，如各类零食、方便面、含有较多添加剂的乳饮料、八宝粥等应尽量不吃。复谷期间添加任何饮食，刚开始时都要遵循少量的原则，待身体耐受，再逐渐增量。复谷期间，严禁食用人参、黄芪等药材或补品，禁止饮茶饮酒，禁止食用过冷或过热食物，以免对胃肠道造成不良影响。复谷开始，饮食量及种类均要少，以后逐渐增加饮食量及种类。

复谷前三日应以米粥为主，小米养胃，推荐最好为小米粥，大米粥也可以，不推荐其他粥类，米粥建议最好多熬一段时间。有些人为了保养脾胃，祛除疾病，坚持食用1周小米粥，祛病效果更好。辟谷后第一餐，一小碗稀米粥即可，同时要注意将米粒嚼碎嚼烂，然后下咽。第二餐可增加一碗小米粥，可稍稠。第三餐可继续食用稠一些的小米粥或大米粥。以后每日小米粥食用量可递增。

第二日可吃少量水果，食用时要注意嚼碎嚼烂，或者打成果汁，去除渣滓后饮用。

复谷第四日可以吃稀软面条，可加少许盐，也可不加，三餐量也由少逐渐增多。第五日可稍加调料，但不可加辣椒、胡椒等刺激性调味品，可以在面条里加一些蔬菜、豆腐等菜类。第六、七日可以吃一些炒菜，但是一定要注意少油、少盐的原则。

复谷第七日开始可以吃肉类食品，但一定要注意从少量开始，刚开始时可吃一些少油且容易消化的鱼类食物。以后每日量及种类逐渐递增。

（二）生活方式

复谷期间一定要注意自己的情绪，不得大喜、大怒，也最好不要立刻进入高强度的工作，应该有一个过渡阶段。复谷期间应保持练功时间，第一周每日至少练功两次，每次能保证20~30分钟以上，第二周也应保持每日30分钟以上练功时间。复谷后也应坚持练功，保证每日至少1次，20分钟以上的练功时间。当然，练功时间越长，对于疾病的祛除效果也越好。复谷期间应保持规律作息，避免晚睡、晚起等不规律的作息。复谷期间还严禁性生活。复谷期间也要增加户外活动时间，以散步为主，避免过多量大的消耗性活动。复谷后也应该尽量保持良好的生活习惯，多多练功。

三、辟谷不适人群

实践证明辟谷养生术祛病之速度确实较快，但凡事总有利弊，故有以下几种情况者暂不适宜参加辟谷养生实践。

1. 患有精神病，或有精神病病史以及有家族精神病史者，严重神经官能症患者、严重抑郁症患者、癔症患者均不宜参加。

2. 严重心脏病患者、脏器移植手术者、恶性病晚期者、身体极度衰弱者、身体严重瘦弱者也不宜参加。

3. 年龄过大（超过70岁）、过小（处于身体生长发育高峰期），也不宜参加。

4. 消化系统有严重溃疡病患者，内脏经常出血者均禁止参加。

5. 心志不坚、性格多疑且易怒易变者往往效果不显，因此也不宜参加。

养生功法练习服气过程，内气充足后会产生得气反应，气冲病灶反应，这些都属于身体内在的体验，不明其理者会与一些封建迷信思想联系起来。若不能透彻理解养生功法原理，对内在身体反应的错误理解易诱发精神类疾患。因此患有精神病或有精神病史以及有家族精神病史者、严重神经官能症患者均需在医生建议下慎重参加。

短期强化进行的养生功法练习，会产生强烈的气冲病灶反应，尽管这对身体是有好处的，但此时身体仍会产生诸多不适，因此心脏支架患者、脏器移植手术者、恶性病变晚期者、身体极度衰弱者均需在医生建议下慎重参加。

辟谷可使胃肠道处于休息状态，特别是辟谷数日后大脑彻底接受断食信号，减少胃酸分泌后，最大限度减轻了平日胃酸对胃肠道的不断侵蚀，加之辟谷功法练习对情绪的调节作用，同样对胃肠道疾病的恢复有极大益处。因此辟谷对慢性胃炎、胃溃疡、痢疾、便秘等消化系统疾病有极好的康复作用。但毕竟在辟谷最初几日，由于进食减少，但尚有胃酸分泌，胃酸对未进食胃肠道会有一定的过度刺激作用，因此严重的消化系统疾患，如有严重溃疡病患者，内脏经常出血者均需慎重参加。

对于辟谷初学者，初次辟谷时间不宜过长，一般以 7~10 天为宜。由于长期的饮食生活习惯和已适应的生理周期，多数人会在辟谷第 3~5 天出现轻微不适，加之辟谷初期，为补充机体能量消耗，机体会加速对体内储存多余脂肪的消耗，这时会产生酮体、乳酸等未完全代谢产物，会使机体产生乏力等不适，这时通过适当增加行走等低消耗运动，结合大量饮水，可加速新陈代谢，促进这些物质的消耗与排出。辟谷中后期随着服气质量的不断提高，元气更加充足，代替了分解体内能量贮备提供的后天之气的能量供给，则这些反应会逐渐消失。初次辟谷者通过 7~10 天的辟谷活动，消除对辟谷的不适心理与身体反应，在再次进行较长时间的辟谷时就会自然消除很多心理顾虑引起的不适。

四、辟谷对人体的作用

（一）辟谷对脾胃功能的调整

脾位于中焦，为人体后天之本，李中垣在《脾胃论·脾胃胜衰论》中说"百病皆由脾胃衰而生"，脾主升清与运化，并统摄血液，其中运化水谷精微是最主要的功能。《素问·经脉别论》指出："饮入于胃，游溢精气，上输于脾，脾气散精，上归于肺，通调水道，下输膀胱，水精四布，五经并行。"指出脾气散精，能使饮食中的营养成分即水谷精微输布顺转，内养五脏六腑，外濡四肢百骸，所谓升降之枢纽，全在脾土之运用，土旺则阳升阴降，营卫周流，百骸康泰矣。

生理状态下，脾气得健，则中土得运，纳运有常，升降有序，清阳得升，浊阴得降，散精有力，灌溉四旁，脏气平，六腑通，气血无所滞，痰湿无所聚。一言以蔽之，脾气散精是指将饮食中的营养成分有效地输送至全身，并被充分利用的过程，是人体获得有效能源和维持正常代谢的关键环节。

病理状态下，由于饮食不节等各种因素致使脾气受损，健运失司，水谷精微输布障碍而致脾失散精，脾失散精的病理形成后，水谷精微不能正常运化而产生痰湿、瘀血等病理产物，水谷精微不能布散至五脏六腑四肢百骸，致使机体失去濡养滋润，加之夹痰、夹瘀而变生百病，如肥胖病、2 型糖尿病、高脂血症等。长期饮食不节，过食肥甘厚腻，一方面可致水谷精微在人体内堆积成为膏脂，形成肥胖；另一方面，脾失散精，导致枢机不利，大气不转，精微物质和水湿不能布散运化而湿浊内生，蕴酿成痰，痰湿聚集体内，使人体臃肿而加重肥胖，肥胖生中满，中满生内热，胃肠热盛，脾土不健，消谷不化，水谷精微失于散布，机体失养，发为消渴。此外，脾失散精，精微水湿失于运化，聚而为痰，痰浊壅阻血脉，使气血凝聚成瘀，而生高脂血症。由此可见，脾失散精是引起肥胖、高脂血症、2型糖尿病等疾病的主要病机。

由于现代物质生活水平的改善，肥胖、2型糖尿病等生活方式相关性疾病的发病率逐年上升。辟谷是对人体的消化系统进行休整，对消化道进行清理和修补，故辟谷对消化道的慢性疾病（如难以治疗的直肠炎）具有很好的疗效。脾胃不仅是营养之源，也是主要毒素来源。毒素排干净之后，不但增强了肠胃的吸收力，且使消化系统工作效率提高，营养吸收也跟着旺盛起来。

辟谷期间，人体饮食最大程度减少，脾胃得到充分的休息。练功气足之后，人体饥饿感不明显，同时由于没有消化食物的需要，辟谷中后期，胆汁、胃酸分泌随之减少，最大限度地减少消化液对消化系统的刺激，慢性消化道疾病在这一时期往往能够得到康复。另外由于胃肠道环境的改变，肠道菌群也会重新建立，这些都有助于脾胃功能的恢复。

（二）辟谷对人体的综合调理作用

1. 排毒、清肠

人的疾病很多是由人体内环境的有害物质造成；人体内之宿便长期停留在大肠壁上，中、西医学均视这种宿便为百病的根源。要想治病，首先要清除宿便。但不是非灌肠和服用泻药来清除，只要施行断食疗法，做一次全身的"大扫除"，彻底清"仓",就能有效。断食一星期,宿便就会被完全排出。

2. 减肥

辟谷是瘦身的法宝。正常人体内储存丰富的脂肪,辟谷后,脂肪可转化成能量。按每人每天消耗 1500 千卡热量计算,一般可足够三个月的需要,肥胖者可达一年左右。但长期饥饿使脂肪动员加强,大量产生酮体,有可能导致体内酸中毒。辟谷前 5 天,体重减轻最明显,平均每天 1~2kg;5 天后,平均每天减 0.5~1kg;10 天后,平均每天减 0.3~0.5kg。根据我们的经验,辟谷七天,体重一般下降 3~10kg,体重轻者下降较少,体重大者,下降较多,甚至超过 10kg。

3. 净化血液、软化血管

辟谷期间会消耗并利用弱化、病变的组织,如肿瘤以及附着物等废物。辟谷后,物质的分解代谢相对加快,血管壁内的血栓易被溶解而使血流通畅。沉积于动脉内膜的脂质也会分解析出,血管软了,纯洁了、健康了、通畅了,它带来的鲜红优质动脉血输送到全身各器官、细胞,濡养了各器官,使各器官健康、升华。血管又通过静脉,把全身各器官、细胞的废物带走,减少了废物在体内储留时间,纯洁了各器官,减少了疾病,增强了生命力。全身各脏腑均获得排毒和血液滋养,动脉管壁软化,对心脑血管病有益。

4. 内脏调整

常人三餐加点心,过多饮食大大加重肠胃消化吸收负担;同时为支援肠胃供血,心脏加快搏动;为供氧心脏,肺部加快呼吸;为分解糖分,胰脏要供应大量胰岛素;为分解脂肪,肝脏要供应大量胆汁用来解毒;肾脏要过滤尿素、尿酸、重金属等废物;同样,六腑的传送负担也加重,通过辟谷后,使得五脏六腑得到很好的休养生息，大大提高了脏腑的运化功能。

5. 延年益寿

研究表明，老鼠每周禁食两天，不易生癌，且寿命延长一倍。观察动物界不难发现，大凡猛兽如老虎、狮子之类，暴饮暴食，食量大者，其寿命并不算长，而像蛇、龟等，一生消耗的食物并不多，但其寿命能长达上百年者多矣。

6. 滋养心智开发智慧

辟谷期间脾胃不需要过多气血的供给，会使它们变得更加敏锐，因此大脑能收到额外净化后的血液和养料，供给视力、嗅觉、味觉等五官的末梢神经，阻塞大脑的有毒废物也会被清除，因而头脑清醒、思想灵敏、感官更敏锐，并能增强记忆力、精力加倍。许多需要时常公开演讲的知名人士都有一个习惯：在重要的演讲之前少吃，过后再吃。

7. 增强身心修炼效果

辟谷需要练功服气，辟谷期间随着人体饮食减少，能耗减少，日常活动相对减少，练功时间必须增多，相对集中的养生功法练习对于长功非常重要。养生功法练习的调身、调息、调心作用，若能坚持，会使人在喧嚣的社会中保持内在清净空明。

五、辟谷常见问题及解答

1. 我参加过其他功法的学习，可不可以再参加中医传统辟谷养生功的学习，有没有冲突之处？

可以，没有冲突。

2. 是否辟谷时间越长功效就越显著？

也不尽然。因为大道自然，辟谷并非人为断食，过度追求反而有害，因此应以不饿、不吃、有精神为准，若饿就必须吃。

3. 辟谷了，是否可以继续服药，可不可以停药？

对于患一般疾病我们主张停用，严重者要视其症状及自我反应来适度用药。

4. 辟谷期间二便味道难闻异常是什么原因？

正常反应，说明清毒效果理想。

5. 失眠怎么办？

这首先要明白什么是真正的失眠。失眠是常见的睡眠障碍现象。由于人们对之了解并非完全，所以有时会把暂时性睡眠不正常误以为失眠。所以说辟谷期间睡眠明显减少，并不是失眠，因为此期间睡眠质量提高，也可能打个盹就恢复了体力。

6. 辟谷期间应注意什么？

不要让自身情绪波动太大，更不要带着情绪练功。戒除烟酒之物以消除其对身体的危害。男同志辟谷期间禁忌过性生活。

7. 什么叫气功触象？

练功的感觉，古人归为八类，故又称八触。分别为：①动触，身体某一部位有跳动感。②痒触，周身或者是局部发痒。③暖触，周身或局部有温暖感。④凉触，身体有凉感。⑤轻触，周身发飘感。⑥重触，身体有沉重感。⑦涩触，身体如树木糙皮的感觉。⑧滑触，有洁滑如油之感。

实践证明，气功触象还有另外感觉。但不一定所有触象练功者都会出现，可能出现数种，也可能偶然感觉到，均为正常。

8. 练功为什么有人收效快，有人慢？

原因复杂，比如与对功法理解领悟等方面以及掌握是否得当等都有关系。

9. 辟谷期间会不会饿坏？

辟谷与禁食不同，辟谷的基本理论基础是"气足不思食"，辟谷是以辟谷养生功法练习不足人体元气为基础，辟谷期间人体不仅不会表现为过度疲劳、乏力、饥饿，相反辟谷者还会感觉精力充沛、活力无限，辟谷者会因突然中断数日饮食而有所恐慌与不适，只要克服心理恐惧，辟谷是完全安全、有效的。同时，我们在辟谷期间会检测血压、血糖、体脂成分等基本生理生化指标，同时辟谷指导老师及医护人员全程指导与监护，保证辟谷的安全性。

10. 辟谷后各类疾病会反弹吗

因人而异，任何治疗方法都不会起到一劳永逸的效果。辟谷后同样需要坚持养生功法的练习，保持良好的生活习惯，同时要严格按照复谷流程进行复谷，保持良好的心态。只要能做到以上注意事项，那么一般康复的疾患就不易复发，否则，疾病就会反复，关键还在于自己。

11. 辟谷期间出现不适怎么办？

辟谷期间出现不适，主要有以下几种原因。

（1）正常身体不适：辟谷期间也有可能出现正常的身体不适，此时若能耐受则继续观察，若不能耐受应及时就医。

（2）气冲病灶反应：气冲病灶属于练功反应，一般参加辟谷者身心都会有或多或少的不适，若练功有效，都会出现气冲病灶的不适反应，此时应及时与指导老师沟通，了解出现不适的原因，消除恐惧心理。

（3）心理恐惧：辟谷时出现不适，辟谷者很容易联想到，不适是否为不吃或养生功法练习造成，心理产生恐惧后，又会放大这种不适，不明其理者会由于恐惧而放弃辟谷或养生功法练习，这就十分可惜。因此练习者一定要明白练功与辟谷原理，科学合理地开展辟谷活动。

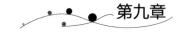

第九章

辟谷经验分享

一、关于服气辟谷

孔老夫子有句话："三人行必有我师。"道家说："天地万物皆可为师。"佛家说："任何事情都可以让你触发灵感，成为达成证悟的一个契机。"一旦开始辟谷，为了达成最大的效果，大家需要把家里的事和工作的事暂时忘掉，只有这样才能与所学内容达成和谐共振的目的，因为人是不可以一心两用的。

说到辟谷，大家都知道是多日不食，有些人就比较担心、害怕。说文解字里的"怕"：竖心旁+小白。就是说当你对很多事情不了解的情况下，心里面就会空落落的，那就是一片空白，自然就心生恐惧。当我们明白了其中的一些道理时，恐惧感自然就消失了。当恐惧感消失的时候，意味着就脚踏实地了。辟谷来源于中国道家的修行方法，后来辟谷成为中医治病及养生长寿的方法。《神仙传》曰："山中有仙人，餐风饮露。"这句话就不能理解为"山中有神仙，吃的是空气"，"餐风"正确的解释应该叫作"服气"，服气的"气"就是我们练功中练的那种气。现代中医教材里面也讲得很明白，"气是一种精微物质"，既然是一种精微物质，那么它就是我们人不可缺少的必备的元素。所以这里的"服气""餐风"不是把空气

183

咽到肚子里，胃被空气盛满，有些人就是这么教的，这是完全错误的。

传统中医讲，人吃五谷杂粮化生为水谷精气，这是指后天之气。辟谷是一件令人非常愉悦的事情，不吃不但不饿，而且还特别有精神。辟谷是通过传统功法的练习，让整个身心进入到一种特殊的和谐共振状态。只要用心，大家会成为这方面的行家。

西方研究断食有很久的历史了，西方的断食疗法来源于西方的宗教。西方人讲科学，他们一开始不敢拿人做实验，就用老母鸡做断食实验。这个实验当时在西方是很轰动的。他们收集一部分已经不产蛋的母鸡，也就是非常衰老的老母鸡，只给鸡喂水，不给吃食。20多天后，鸡原本瘦小的身体就只剩皮包骨头了。但按照他们的复食方法，慢慢给老母鸡恢复饮食，结果发现百分之八十的老母鸡重新产蛋了，这个实验结果太出乎意料了，因为它违背了正常人的思维，在西方引起了轰动，也引起了研究断食的热潮。断食既然能让动物由衰老重返年轻，那用到人的身上不就可以返老还童了！尽管有这样的研究结果，但由于断食是一件比较痛苦的事情，而且西方人不会辟谷技术，因此，实践它的人很少。

前几年有个人很大胆，这个人就是英国的王妃凯特。我们都知道欧美人本身就是易胖体质，生孩子之前看她多么漂亮，生完孩子以后就像吹气一样，发胖了。哪个女人不爱美呢，于是最后凯特就接受了专家的建议，开始进行断食，同时配备了豪华阵容的专家团队，由好多位医生和营养师组成，最后王妃重归苗条身材，当时在英国轰动一时。后来BBC的一个资深记者，找了两位医生做配合进行七天断食，同时拉了赞助，整个断食过程拍成纪录片，全程跟拍。此纪录片在BBC播出后，引起巨大轰动，很多人就是通过这个纪录片了解了断食的方法，开始进行断食研究。

二、补气法与餐风饮露

江河湖海里经常会出现漩涡，漩涡的能量非常巨大。为什么能量十分巨大，因为它是旋转的。古人在辟谷的时候会碰到饥饿、乏力的现象，他们根据漩涡这个自然现象，创造出一种补气方法：首先，找到胃的位置，身体左边，肋骨最下缘，往上一点点。接着，顺时针旋转。什么是顺时针呢？想象自己的肚皮上挂着一个钟表，表针旋转的方向就是顺时针。顺逆很重要的，顺时针为补，逆时针为泻，转反了越转越饿。第三，顺时针旋转时，开始要划大圈，大圈慢慢地缩小，从大圈画成小圈的圈是立体的，也就是像漏斗状的。大圈慢慢地缩小，越慢越好，然后你就发现气陆陆续续地进来，到胃里面去了。随时都可以做，它唯一的缺点就是可能有人很快就饱了，会打嗝，当打嗝的时候不用紧张，停下来就行了。强调一下，是顺时针、螺旋状、立体地旋转，慢慢地范围越来越小，立体的，到最后停在胃区。漩涡不也是一样的嘛，外面很大，到中心变为小小的一点。让漩涡对着自己的胃区慢慢旋转，要是心静，几下就饱了。

"餐风饮露"，露是指露珠，就是早上起来饮用树叶上留下的露水。古人认为露水是天地的精华，用现代话来说就是没有污染，总而言之一句话它是活的，是活水。为什么我不推荐大家在辟谷期间喝开水？一方面，因为水里面含有很多矿物质、氧等对人体有利的物质，如果把水烧开了，水中的有些矿物质和微量元素就被破坏、沉淀了，氧气也溶出来了；另一方面，生水里天然的菌群也被破坏了，不能起到调节肠道菌群的作用，所以古人把开水称为"死水"。很多喝茶的行家，他们都知道有些茶尤其是好的绿茶，要求水温是 80℃，100℃高温下它们就被破坏了，茶里的菌群对调节肠道也是很重要的。所以说要喝处理过的干净的生水——活水。

三、再谈辟谷的好处

过去为什么很少有人患高血压、心脏病？包括偏瘫、糖尿病等疾病。这类疾病都是"吃出来的病"。现在人生活条件好了，吃的目的不单是维持生命能量的需要，也是满足口腹之欲。"物无对错，过则成灾。"不管什么东西，过多了就会成灾难。打个简单的比方，汽车是人们已经离不开的出行交通工具，但是现在太多了，多到一出门就堵车，一到节假日高速公路甚至因为长时间堵车，都摆起麻将桌了。饮食也是一样的道理，当一个人过饮过食，体内的"交通"就会堵塞。人吃得太多时，人体吸收的能量比消耗的能量多，人体本能地就会把这些过多的能量变成脂肪储存起来。储存在皮下、血管内壁、血液中、内脏周围、肠壁内等地方，储存到一定程度引起堵塞，就变成垃圾了，危害机体引发疾病。辟谷的好处，就像我们年三十进行传统大扫除一样，可以彻底清除这些垃圾，让体内的"交通"重新通畅有序不堵塞，进而可以非常高效地使疾病缓解，甚至痊愈。

讲一个活生生的例子，事例中的人物在英国大英博物馆里还保留着证书，有名有姓。过去英国政府有很多反对派，有三个反对派领袖为了抗议当时政府的某些法律条规，带头闹事。执政者通过抓人来解决问题，但却抓出麻烦了。这三个家伙被抓坐牢后，一点都不恐惧，开始绝食，试图用这种方式来抵抗当时的政府。一开始政府也不着急，十天、二十天、一个月、两个月，随着绝食的时间越来越长，政府开始着急了，但这几个人还是坚持绝食，到了第七十三天，第一个"挂"了。怎么挂的呢？因为他在牢房里面不动也不吃，政府就想不能让他死了，他死了政府脸上无光，还有责任，于是派人去给他喂流食。结果这个家伙虽然说七十多天没吃，但还有力气挣扎，一挣扎流食就呛到气管、肺里去了，送到医院抢救，那个时候医疗技术与过去我们赤脚医生的水平差不多了，结果就死了。另外两个一看同伴死了就慌了，就结束绝食。这是英国历史上有据可查的一个例子，也就是说古人理论是对的，只要有水喝，虽然不吃，人活一个月也不是不可能的。

心理学有个著名的实验，叫作滴水杀人。故事发生在二战时期，当时并没有保护人权实验的政策，所以这个实验在当时可以实施。一位心理学家向政府申请，使用他的方法处死一个死刑犯，政府就答应了。心理医生找到一个已经被判处死刑的犯人，并陪着法官到监牢里面宣布说：你已经被判处死刑，我们执行死刑的方式是放血而死，这样比较人道，可以给你留个全尸，这位犯人表示愿意。实验开始前，为了加强犯人的恐惧心理，心理学家反复告诉犯人行刑的过程，割腕并不疼，就是会大量失血，开始会流很多血，等血流得差不多的时候，人的意识模糊，就差不多死了，没有多少痛苦。心理医生事先在隔壁手术间安装了水管以及接水的盆子。实验在手术室里进行，犯人躺在一个小手术间里的床上，为防止他失血时挣扎，把他绑住，一只手臂固定，并伸到隔壁的一个大手术间。他听到隔壁的护士与医生在忙碌着，接着护士说，准备放血了，于是护士在他的手臂上用冰冷的刀背轻轻划了一下，同时就拧开水龙头了，在他手臂上方放热水，开始的时候水是喷出来的，喷到盆子里，后来就将水龙头慢慢关小，水就越流越小，最后水顺着手臂一滴一滴地滴进盆子里，这时候犯人也死了，但实际上他一滴血也没有流，这就是欧洲著名的滴水杀人实验。这个实验告诉人们一个道理，当你恐惧的时候真的会对自己造成很大伤害，甚至能够轻而易举杀死自己。我讲这个故事的目的就是要告诉你，只要方法正确，辟谷不但不会饿死人，还能把人身体内多余的垃圾轻轻松松地搬掉，然后很愉快地达成辟谷的目的。

四、辟谷与健康长寿

辟谷为什么会让人获得健康和长寿呢？原因很简单，很多病是吃出来的。人活着必需的三个条件：吃、喝、空气。也就是吃饭、喝水和呼吸新鲜空气。辟谷，是把吃按了暂停键。事实上通过七天的辟谷，可以使绝大多数人的疾病得到非常明显的改善，甚至有相当一部分人的顽疾会得以痊愈。

如果人吃太多，机体就把多余的能量转换为脂肪储存起来，脂肪储存不单单在皮下，各种地方都会存，包括脏器和血液。过多的脂肪存到肝上就成了脂肪肝，存到胰腺上就是糖尿病，血液里面有大量脂肪游离的时候，血液的黏稠度增高，这时候"三高"就出现了。身体各个脏器能量的输入和废物的排出都是靠着血液运行来进行的，当血液很黏、很稠厚流速减慢的时候，要完成相同时间内能量的输入和废物的排出，肯定是不行的。怎么办？大脑很聪明，它会指挥心脏加大动力，加大动力后血压就升高了，血压升高血液的流动性就提高了。但血压升高了，人就会吃药降压，血压一降大脑等脏器就缺乏能量了（大脑处于最高的位置，血液的供给是最困难的；四肢末端离心脏最远血液供给也相对困难），这就是很多高血压患者服用降压药后出现头晕、眼花、四肢冰凉等问题的原因。

单纯地依靠药物降血压，血压是降下来了，但按下葫芦浮起瓢，新的疾病又出现了。单纯降血压，血液的流动减缓了，血液里面的脂肪等不断地在血管内壁进行沉积，沉积到最后必然的就像黄河一样，泥沙在水流中慢慢沉淀，河床底部不断地上升、上升……你的堤坝就这么高了，最后像黄河外泻一样，机体会出大问题。所以说，要想从根本上解决问题，就必须彻底地像大扫除一样，把家里所有的垃圾，包括用不到的东西，统统丢掉，让体内的交通重新通畅起来，只有这样，才能让身体始终保持健康状态，这就是辟谷的重要意义，这是非常剧烈、高效、快速地祛除疾病的方法。

从古到今有一句养生谚语："要想长生，肠中常清。"就是说，我们对于自己的身体要时不时来个清仓理库、打扫卫生。辟谷的整个期间，身体变化是很大的。初学者因为没有训练过"服气"，机体会自动地消耗体内的糖和脂肪来维持生命。快速消耗糖和脂肪就会产生大量的酮体和部分乳酸，酮体和乳酸在人体内直接的反应就是让人疲劳、身体发软、浑身无力。这种感觉就告诉我们，我饿了，我饿得头晕眼花、身上酸、没力气。因为这种想法的存在，行为就会受到影响，接着就会有一种想结束辟谷的想法。

怎样快速地消除这种反应？首先，每天要走两万步。不吃了，又是刚刚开始练功，不能完全进入练功状态，这个时候就需要燃烧脂肪获得能量，但脂肪燃烧不充分，就会产生大量的酮体和部分乳酸堆积，这时候人会很懒，中医叫邪气瘀滞。这时就要通过走路出汗加速这些废物的排出，走得最好状态是微微发汗，出大汗是不好的，中医学讲"汗为血之源"。在走路的时候，一定要多喝水，根据我的经验，500mL 的矿泉水，最好喝 8 瓶以上，也就是每天 4000mL 以上。因为多喝、多走、多出汗，才能加速身体的新陈代谢，把体内堆积的糟粕排出体外，身体就不会因为酮体、乳酸等堆积过多而出现没力气、没精神、慵懒不想动。所以说要求大家一定不要懈怠，不要偷懒，只有这样才能愉快地完成任务。经验也告诉我，人越走会越欢快、越有力气。最终不只是辟谷的目的达到了，还能收获冬天可以抗寒、夏天可以抗暑的能力。你可以试一试，以前会穿很多衣服，而现在不用穿那么多衣服了，但照样也不冷。为什么呢？因为辟谷的直接效应就是非常快速、有效地改善你的微循环。这就是为什么很多人辟谷以后告诉我，老师我除了病好了以外，还有意外收获。原来手脚冰凉，现在手脚暖暖的。因为血液循环非常通畅了，达到四肢末梢了，微循环打开了，长寿渠道也就随之打开了。一个人健不健康不单单是看医学指标，更多的时候是看手脚热不热。当手脚不热的时候，说明心脏的功能不行，像水泵一样，动力不够。不能有效地把血液供给到身体的最远端——手和脚，手脚就会冰凉。为什么辟谷之后手脚会变热？因为体重减轻了，使血液黏度变低、血管弹性增强、心脏能力提高，心脏就能用同样的动力，快速高效地把血液输送到远端，微循环也就改善了。诸多好处需要我们自己去实践、去体验，那你要做的是什么？那就需要掌握正确的方法，坚持实践。

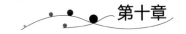

第十章

辟谷典型案例

一、辟谷结合长期养生功法干预慢性全身弥漫性湿疹

湿疹是一种常见的，由多种内外因素引起的表皮及真皮浅层的炎症性皮肤病，一般认为与变态反应有一定关系，容易反复发作。根据不同病程，湿疹分为急性、亚急性和慢性。慢性湿疹多表现为皮肤粗糙肥厚、鳞屑、抓痕、血痂或苔藓样变，伴有色素沉着或色素减退，患者往往自觉瘙痒明显，夜间尤甚。目前西医治疗常采用内服抗炎、抗过敏药物，外用糖皮质激素乳膏等，虽可以获得短期效果，但极易复发，且副作用较大。辟谷的养生价值突出，其应用受到了历代医家的高度重视与应用。我们在辟谷康复培训过程中干预一例慢性全身弥漫性湿疹患者，取得了很好的治疗效果，提示辟谷结合养生功法干预有望在慢性顽固性湿疹的治疗中取得突破，现报道如下。

（一）病例介绍

徐某，男，1947 年出生，2019 年 3 月进行辟谷干预。干预 2 年前患皮肤病，到当地医院就诊，效果不显，且疾病逐渐进展，后于 1 年前在当地三甲医院住院治疗，诊断为全身弥漫性湿疹。经当地多家中、西医医院住院及门诊治疗均不显效，且疾病有逐步进展的趋势。西医治疗主要使用内服药物抗炎、抗过敏，外用糖皮质激素乳膏等药物，并长期服用中药治疗。

辟谷干预前全身皮肤从头到脚遍布湿疹，面部及手部皮肤有明显结痂硬化趋势（彩图 10-1、彩图 10-2），其余部位湿疹无明显结痂硬化，皮肤瘙痒严重，遇风、遇冷加剧。患者血压、血糖正常，无其他慢性病。2019 年 3 月 24～30 日参加由宁夏医科大学中医学院组织的辟谷养生课题培训班并进行辟谷干预。辟谷开始后停用中西医治疗药物。辟谷后全身皮肤湿疹明显减少，皮肤瘙痒、遇风遇冷加剧症状明显减轻，面部、手部皮肤结痂硬化现象明显改善（彩图 10-3、彩图 10-4）。该患者辟谷后严格按照复谷程序进行复谷，并一直坚持中医养生功法练习，每日练习一小时左右。半年后湿疹已明显好转（彩图 10-5、彩图 10-6），皮肤瘙痒症状明显减轻。一年后面部及手部皮肤结痂硬化症状已基本好转（彩图 10-7、彩图 10-8），且皮肤瘙痒症状基本消失，偶有轻微瘙痒，不再怕风怕冷，目前保持良好（彩图 10-9、彩图 10-10）。该患者由于症状改善明显，辟谷期间及辟谷后中西医药物一直停用。

（二）干预方法

1. 辟谷干预过程

辟谷干预时间 7 天。在辟谷养生功法高强度集体练习的条件下，根据自身感觉自然进入少吃或不吃的辟谷状态，辟谷期间统一住宿。每次练功时间 1.5～2 小时，其间进行 30～50 分钟的功理功法讲解。辟谷养生功功法分为动功、自发动功、静功、行禅功等，每个功法每次练习时间均为 25 分钟左右。集体练功时均配有舒缓古典音乐与引导词，引导词可帮助练习者进入练功状态，行禅功于集体练功后自行练习。复食过程与复食后养生功法练习：复谷期间禁止进食难消化、高油、高盐、高蛋白、生冷硬质食物，遵循松软少量的原则。按照复谷要求，复谷前两日定时进食稀粥，量逐渐增加，三日后可进食稀软面条，一周后进食肉类，两周后基本恢复正常饮食。辟谷后要求每日进行半小时左右的养生功法练习，每次练习时间可长可短，可在休息时练习5分钟，每日可多次练习。

该患者辟谷期间每日早、中、晚均按时全程参加集中组织的辟谷养生功法练习活动及功理功法讲解，每日均能按要求完成两万步以上行禅功步行任务。辟谷七天时间，该患者每天只饮用矿泉水，第七天中午该患者按照复食要求复食。该患者严格按照复食要求，进食一周稀粥，量逐渐增加。第二周从稀面条开始增加食量，第三周恢复肉类饮食，至第四周恢复至正常饮食。辟谷后一直坚持每日养生功法练习一小时左右，练习功法以自发动功、静功为主。

（三）讨论

对于湿疹的西医治疗主要是应用口服抗生素类、抗组胺类、糖皮质激素等药物。抗组胺药可引起口干、嗜睡及头晕等不良反应，适应人群较有限；抗生素类药物易产生耐药性，一般不作为首选治疗；糖皮质激素所带来的皮肤色素沉着、毛发脱落、满月脸等问题明显，故越来越多的人倾向于选择中医药治疗湿疹。我们在辟谷治未病课题实践过程中发现，辟谷结合长期养生功法练习对湿疹有很好的治疗效果，本例病例尤其典型。通过辟谷消耗人体多余脂肪，尤其消耗血管内壁脂肪、血脂，软化血管，净化人体内环境，起到促进细胞新生、活血化瘀等功效。同时通过养生功法练习可培补人体元气，温阳化气，补肺固肾，健脾祛痰利湿，使人体营卫之气充足，卫气实则邪不可干，气血足则腠理实，易祛风寒湿邪出于体外。长期练习对于湿疹防治效果明显。对于本例病例，患者辟谷干预前已在当地三甲医院确诊并多次住院治疗，经中西医反复治疗无效，且症状有逐步加重倾向，面部及四肢湿疹已明显结痂硬化。干预预设的主要目的是减轻皮肤炎症程度、减轻瘙痒感等不适，辟谷后皮肤炎症程度及瘙痒感均明显减轻。辟谷后鼓励患者坚持养生功法练习，通过长期养生功法练习，疾病恢复程度超出了我们的预期。我们认为，辟谷后坚持长期养生功法练习，是本病能否康复甚至痊愈的关键。

二、辟谷治疗 2 型糖尿病典型案例及对糖尿病前期干预

糖尿病是临床常见慢性病、多发病，2017 年全球约有 4.25 亿已确诊的糖尿病患者，中国约有 1.18 亿（占 27%），居全球首位，糖尿病患者群中约 90% 的患者为 2 型糖尿病（T2DM）。治疗 T2DM 成为全世界待攻克的难题，迫切需要寻找安全、有效、绿色的防治方法。通过辟谷疗法充养人体元气、健运脾肾之气、调整气机升降，以达到轻身健体、延年益寿的效果。辟谷疗法与西医医学防治胰岛素抵抗要求限制饮食、减轻体重、改变饮食结构有异曲同工之妙。我们在开展的多期服气辟谷活动中发现，糖尿病患者服气辟谷是安全的，血糖水平可保持在正常范围，不会出现糖尿病患者普通限食时的血糖过低，辟谷对糖尿病患者及糖尿病前期有很好的防治作用。

（一）典型病案

徐某，男，55 岁。自述 2007 年确诊高血压，血压水平 170/90mmHg，一直服用中药"降压避风片"控制血压，控制不理想。2010 年确诊糖尿病，初诊血糖水平空腹 13mmol/L，餐后两小时 21mmol/L，一直服用西格列丁、二甲双胍片控制血糖，剂量为西格列丁 50mg/d，二甲双胍 80mg/d。于 2018

年 8 月 13~19 日、10 月 9~15 日进行两次辟谷限食活动。第一次参加集体练功七天，辟谷限食 5 天；第二次参加集体练功 5 天，辟谷限食 5 天。两次限食期间均只饮水，未进食任何食物。第一次参加辟谷前体重 80kg，辟谷前一天停用降压、降糖药，后一直未再服用。第一次辟谷结束血压下降至 135/90mmHg，第二次辟谷后血压下降至 130/85mmHg，体重下降至 72kg。两次辟谷期间监测血糖均在正常范围内。辟谷结束坚持每日 30 分钟以上自行练功。12 月中旬回访清晨空腹血糖一直控制在 5.9~6.2mmol/L，血压控制在 130/85mmHg 左右，医院检查餐后两小时血糖已正常，体重 75kg 左右。回访中自述以前睡眠打鼾声音很大，现已得到很好的改善，且第二次辟谷时十余年烟龄的烟瘾已戒除。

（二）辟谷对六例糖尿病前期受试者干预效果

六名糖尿病前期受试者先后在 2015 年至 2018 年参加辟谷培训班，六例辟谷者辟谷期间均进食少量水果，正常饮水，辟谷后空腹血糖水平均明显下降（表 10-1）。

表 10-1　糖尿病前期受试者六例辟谷前后空腹血糖变化

单位：mmol/L

受试者编号	辟谷前 FBG	辟谷结束 FBG
1	6.7	6.3
2	6.2	5.3
3	6.3	5.0
4	6.2	5.4
5	6.4	5.6
6	6.3	5.2

（三）辟谷防治 T2DM 机制分析

胰岛素抵抗和胰岛功能缺陷是 T2DM 发生发展的两个重要机制。血糖只是该疾病的检测指标，控制血糖并非疾病治疗的最终目标。防治 T2DM 的根本在于胰岛功能的改善、胰岛素敏感性增强，而辟谷可能从以下几个方面改善胰岛素功能和胰岛素抵抗。

1. 解除糖毒改善胰岛功能

糖毒性是 T2DM 发病的原因之一。辟谷期间，在没有外源糖类摄入的情况下，糖的消耗全部来自内源性。对于糖尿病或糖尿病前期患者，机体要应对没有外源糖摄入的极端情况，会产生一系列相应的应激措施。血液中多余的糖开始消耗，血糖浓度会开始下降。有研究表明，β 细胞分泌调控的主要生理决定因素是血糖浓度，当血糖浓度<5mmol/L 时对 β 细胞几乎无刺激作用。机体血糖浓度的下降使胰岛细胞不需要再超负荷的大量分泌胰岛素，胰岛细胞得以休养生息。另一方面，高浓度糖对胰岛素靶器官有刺激作用，使胰岛素敏感性减弱。因此，当血糖浓度降低时，对靶器官的刺激作用也会随之减弱，使胰岛素的敏感性增强，这在小鼠的间断性禁食实验中得到证实。辟谷限食这种看似极端的降糖方式，与补充外源性的胰岛素相比，实则非常温和。这是因为，首先辟谷是以高强度养生功法练习"服气"为前提，养生功法练习使机体元气充足，且对后天脾胃吸收的能量需求减小。其次服气辟谷使得血糖降低，胰岛素分泌量减少，体内其他补充或节约血糖的途径包括糖原分解、糖异生、脂肪动员等都没有受到抑制，使血糖浓度不会出现过低；同时，辟谷 2~3 天后，体内脂肪动员大大加快，这时酮体的生成会大大增多，但由于辟谷期间的运动量较大，

有氧运动可以将机体产生的过多酮体消耗，从而防治酮症酸中毒。因此，T2DM 患者在辟谷期间有良好安全性。

胰岛功能的损伤还可导致胰岛细胞处在高糖环境中，使胰岛细胞内的功能蛋白被糖基化。内源糖的不断消耗，使机体处于高糖恶劣环境的不良状况得到改善，糖化蛋白的含量逐渐降低。而糖化血红蛋白含量的降低使血红蛋白恢复运载氧的功能，糖化清蛋白的浓度降低使清蛋白恢复运载脂肪酸、胆红素等的功能，胰岛细胞和其他组织细胞内糖化蛋白含量的降低使其功能得到修复，从而使胰岛 β 细胞及胰岛素靶细胞对胰岛素的敏感性增强。

2. 升高胆红素浓度消除炎症改善胰岛功能

长期、慢性、低程度炎症反应是造成胰岛素抵抗及 T2DM 发生、发展的重要因素。糖尿病患者体内存在氧化应激损伤。氧化应激是指机体在遭受有害刺激时氧自由基的产生和抗氧化防御间的失衡。氧自由基是损伤胰岛细胞的因素之一，可通过丙二醛（MDA）类导致细胞膜通透性增加、线粒体肿胀。胆红素是一种强有力的内源性的抗氧化剂，可以消除氧化应激产物，减轻氧化损伤；同时胆红素还可通过影响促炎反应，产生抗炎抗凋亡作用。动物实验发现，胆红素可显著减弱细胞因子诱导的细胞活力下降和细胞凋亡，保护胰岛素分泌功能。胆红素改善血糖控制和增强糖尿病患者的葡萄糖耐量，并降低血清炎症介质水平包括 IL-1、βTNF-α。我们前期的实验也表明，辟谷期间受试者的胆红素均会出现生理浓度范围内的暂时性升高，这可能是辟谷防治各类慢性病并发挥养生延寿作用的机制之一。

3. 诱导自噬改善胰岛功能的可能机制

糖尿病患者胰岛 β 细胞功能损害与胰岛细胞内线粒体功

能的损害、内质网应激以及氧化应激等密切相关。自噬是细胞对外源性应激尤其当营养和能量缺乏时的快速适应性反应，限食可诱导细胞自噬。因此辟谷限食可能会诱导胰岛 β 细胞自噬水平上调。自噬对于维持细胞内环境稳定有重要意义。它一方面可清除受损的内质网、线粒体等细胞器及未折叠或功能缺陷的有害蛋白质，另一方面降解产生的氨基酸、核苷酸、游离脂肪酸等物质重新参与物质能量循环，维持细胞存活。自噬在维持胰岛 β 细胞结构功能、改善 IR 等方面有重要作用。动物实验也发现，限食治疗能够保护高脂诱导的肥胖小鼠胰岛 β 细胞功能，该作用可能与限食诱导的 β 细胞自噬水平上调相关。

4. 小结

辟谷可能对 2 型糖尿病的预防和治疗起到很好的效果，有非常重要的临床研究意义，有必要进行大样本的双盲对照实验研究。其机制的探讨和研究需要从对糖毒的解除和炎症状态的改善，自噬改善胰岛功能等方面深入进行。

三、辟谷对月经后期及不孕症治疗典型案例及分析

月经周期推迟七天以上，甚至 40 ~ 50 日一潮，连续两个月经周期以上，为月经后期（经迟）。月经后期是妇科常见病，常常并见月经过少，若治疗不及时，常可发展为闭经、不孕，给女性的生活质量、身心健康甚至家庭的稳定均带来很大影响。不孕是指育龄期或曾孕育妇女，有正常性生活两年以上，男方生殖功能正常，未避孕而不受孕的病证。本病主要由先天不充，精血不足，冲任脉虚，胞脉失养；或情志不畅，肝气郁结，疏泄失常，气血不和，冲任不能相资；或脾失健运，痰湿内生，痰瘀互结，气机不畅，胞脉受阻，不能摄精成孕。

2017~2019 年，我们使用中医服气辟谷技术治疗月经后期 3 例，不孕症 1 例，均取得极好的治疗效果。中医服气辟谷通过辟谷养生功法的高强度练习使机体元气充足。人体元气是先天能量来源，练习者会逐渐达到"气足不思食"的状态，虽进食很少，但饥饿感不明显，且感体力充沛、精神饱满。

（一）典型病案

病案 1

杨某，女，44 岁，婚后十余年未孕。痛经严重，伴有经前期头痛、腰酸乏力等症状，纳可，二便正常。自述月经周期基本正常，辟谷前半年经期 3 天左右，血量偏少，色黑红，有血块。B 超示：子宫内膜 0.8cm。2017 年 11 月参加中医服气辟谷活动七天，采用半辟谷，辟谷期间食用少量水果。辟谷期间月经错后十天，辟谷期末月经来潮，伴严重痛经，经针气结合治疗后出现腰部发寒明显，盖被不能缓解的现象，月经出现大量血块后，前述症状缓解。2018 年 2 月末次月经，后经检查怀孕，2018 年 11 月，因为胎儿横位 39 周无宫缩行剖宫术，剖产时发现有严重子宫腺肌症，产出胎儿体健。

病案 2

郑某，女，48 岁。辟谷前月经停 6 个月余，其间经医院治疗服中西药均未见效。2018 年 4 月参加辟谷活动，辟谷 7 天，采用半辟谷，其间食用少量水果。辟谷后 3 个月月经始来潮，前两个月月经量少，后转正常，至今每月月经周期、经期与经量均正常。

病案 3

王某，女，42 岁。自述辟谷前两年几乎绝经，偶尔来 1 次，经量点滴，经期 1 天以内，2018 年 4 月第 1 次参加辟谷，辟谷期间食用少量水果，辟谷第 1 天月经来潮，量少，但较以前明显增多，经期 3 日。后于 2018 年 8 月参加第 2 次辟谷，为全辟谷，辟谷 7 日期间只饮水，未进食任何食物。自第 1 次辟谷后数月，月经周期、量均正常，经期 3 日左右。近 4 月来经期延后明显，经量变小。鼓励其坚持辟谷后的养生功法练习。

病案 4

王某，女，29 岁。体胖，因减重参加辟谷。身高 1.70m，2019 年 3 月参加辟谷活动，采用全辟谷，辟谷 7 日期间只饮水，未进食任何食物。辟谷前体重 96kg，辟谷后体重 87kg，复谷后体重轻微回升，现复谷近两月，体重 89kg。辟谷前一年月经停止，约有 6 个月时间未来月经，后一直喝中药汤药调理，月经偶有不定期来潮。B 超示：子宫内膜 0.5cm，卵巢多囊。辟谷第 6 天月经来潮，量少。至 5 月初，月经已来潮两次，经量偏少，经期 7~12 天。辟谷前后舌象，见彩图 10-11。

（二）中医服气辟谷治疗妇女经产疾病机理分析

1. 培补先天肾气，固摄冲任

肾藏精，主生殖，为天癸之源，冲任之本，气血之根，妇女经产疾病与先天肾气不足有密切关系。辟谷的前提条件是通过高强度的养生功法练习进行"服气"，养生功法练习可起到培补先天元气，强身健体的作用。肾为人体先天之本，通过辟谷期间高强度的养生功法练习，人体先天肾气得到充盈，精气旺盛，睡眠会得到改善，辟谷者会自感精力旺盛，身体轻盈，且面色变得红润，这都与肾气充足有关。通过辟谷练功，人体先天元气、肾气得到充盈，冲任得到固摄，则与肾气不足相关的男科、妇科疾病均可得到很好的改善，这也是辟谷治疗妇女经产疾患的主要机理。

2. 调节情志，疏肝活血

中医理论认为，肝脏具有两大功能，主疏泄与藏血。情志不调则会出现肝气郁结，疏泄功能不调，影响人体血液微循环系统，同时还会引起肝藏血功能异常，极易引起月经不调、不孕等疾病的发生。养生功法是调身、调心、调息三调融为一体的心身操作技能，调心是养生功法练习的主要手段与目的。中医理论认为，人的身心是一个整体，身心之间存在着密不可分、相互影响的关系，许多身体疾病与心理压力大、长期紧张等有着密切的联系，尤其是妇科、男科疾病受心理因素影响很大。辟谷期间，每日平均练功 5~6 小时，其间穿插散步行禅等轻微体力活动，要求一般步行达到两万步以上。通过辟谷期间的高强度养生功法练习及大量步行，辟谷者的心境自然会得到调节。同时在辟谷期间，带功者会为辟谷者讲授大量理论知识，其中就包括心理学的大量内容，目的是使辟谷练功者通过调整心境，在宁静的心态下快速地进入养生功法练习状态。对于一些心理问题较为严重的辟谷者，带功者还会与其进行单独的沟通，以解决影响其练功状态的心理问题。辟谷期间的调心，加之养生功法练习对心理的调节作用及辟谷期间大量户外活动的综合作用，辟谷者心态会有一个明显的改变。通过我们在辟谷前后所做的量表对比分析也印证了这一点。对 23 人辟谷前后 SCL-90 症状自评量表分析表明，辟谷后期受试者躯体化、强迫症状、人际关系敏感、抑郁、焦虑、敌对等因子评分均显著低于辟谷前期评分，因此辟谷有明显的调节情志的作用。

3. 调节脾胃，充盈后天

脾位于中焦，为人体后天之本。李东垣在《脾胃论》中说："百病皆由脾胃衰而生。"脾胃为后天之本，气血生化之源，又为脏腑气机升降之枢纽，在人体中占重要地位，与妇科亦有很大关系。脾失统摄，则会出现月经不调的病证，同时脾胃系统疾病会影响对后天水谷精微的运化，进而造成气血不足，引起经产疾病的发生。辟谷期间，人体饮食最大程度减少，由于食物摄入的减少，消化液分泌也慢慢减少，使得消化液对胃肠道的刺激程度降到最低。加之食物摄入减少使胃肠蠕动减少，胃肠蠕动过程中通过自身活动对溃疡、炎症等部位的刺激作用也大大减弱。同时，根据中医五行相生相克的原理，肝气不疏则会横逆克胃，造成脾胃功能失调，引起诸多脾胃不适症状，而辟谷期间对情绪的改善，也可起到间接调节脾胃功能的作用。很多实践经验也表明，通过七天的辟谷过程，受试者消化系统疾患往往能得到极大的改善甚至痊愈。调节脾胃功能，使脾胃健运，则后天充盈，气血充足，同时脾脏统摄血液功能恢复正常，则许多经产疾病自然得到康复。

4. 辟谷限食，启动人体自噬修复功能

限食激发自噬在延缓衰老、保护细胞功能及延缓退行性疾病方面的机制研究已取得较大进展。限食疗法的应用始于 20 世纪初期，目前国外已经有许多限食医院和限食团体开展限食治疗，以限食治病而驰名世界。研究表明，限食疗法可有效控制血压，延缓衰老，延长生命周期，提高身体功能指标，减少慢性疾病的代谢危险因素等。机制研究方面，限食可通过减少 ATP，激活 SIRT1、AMPK 的表达，激发细胞自噬；同时 SIRT1、AMPK 表达增多，又抑制 TORC1（细胞自噬抑制剂）的表达，同样激发了细胞自噬。同时适度限食条件下，血浆氨基酸、胰岛素、IGF1 等水平下降，抑制了 TOR 通路，激发细胞自噬与自我修复能力，实践研究表明，限食对月经周期调节确有明确疗效。

（三）讨论

实践研究表明，辟谷对妇科、男科疾病具有极好的治疗价值。其原因可能与辟谷对情绪及肝功的改善、对先天肾气及后天脾胃的调摄，以及通过细胞自噬对细胞及机体功能的调整有关。辟谷对各类妇科及男科疾病疗效的系统研究，还需要广大医务工作者及研究人员的参与，明确其防治各类慢性疾病的机理机制，使这种中医非药物自然疗法为更多患者带来福音。

四、辟谷治疗难治性睡眠呼吸暂停典型案例及分析

睡眠呼吸暂停低通气综合征属于一种较为严重的呼吸系统疾病，主要表现为患者在睡眠过程中出现多次的呼吸暂停，生活表现为打鼾严重、夜尿次数增加等，还会引起患者自主神经紊乱，进而并发一系列的并发症状。主要包括阻塞型、中枢型、混合型 3 种，其中以阻塞型最为常见。此病令患者身体缺氧，血氧含量降低，严重影响心脏和大脑的功能。国内外不同的流行病学调查显示，此病的患病率在 2%～15%，累及的人群包括婴幼儿、中青年及老年人，在中老年人群中患病率随年龄的增加而增高，睡眠呼吸暂停患者往往治疗效果不理想。此病对健康的危害突出表现为它的高患病率和其对全身多系统、多器官的严重影响。我们在开展服气辟谷治未病过程中治疗一例十年以上典型睡眠呼吸暂停低通气综合征患者，效果明显。我们对该患者辟谷前后使用智能枕（VSS-P01）监测到的睡眠数据进行统计分析，并分析总结治疗效果与治疗经验。

（一）案例与方法

1. 案例

患者男，42 岁，大学时期既有严重打鼾现象，2006 年在

三甲医院确诊为睡眠呼吸暂停低通气综合征。后经多方治疗，效果不显。患有严重过敏性鼻炎5年以上，该患者血压、血糖均正常，血脂偏高，无脂肪肝，身高1.76m，体重偏胖，最高时达100kg。本实验通过宁夏医科大学医学伦理审查委员会伦理审查（No. 2018-227）。

2. 辟谷干预

该患者于8月13~19日完成了为期七天的中医服气辟谷活动。辟谷期间每日进行4~6小时集体练功，每日室外步行两万步左右，辟谷期间每日饮用矿泉水2000~4000mL，未进食任何食物。七天辟谷限食后饮食由稀饭等流质逐渐过渡到半流质，量逐渐增多，一周后逐渐添加肉质食物。该患者辟谷限食后能坚持每天半小时以上的养生功法练习。

3. 睡眠指标监测

患者于2018年7月13日开始使用智能枕（VSS-P01），监测到辟谷前一个月，辟谷期间及辟谷后连续4个月的相关睡眠指标，包括总睡眠时长，深度睡眠时长，深度睡眠百分率，浅睡眠时长，浅睡眠百分率，REM，REM百分率，呼吸暂停次数、时长，单次最长呼吸暂停时间（SMAT），心率，打鼾时长、次数等。考虑到睡眠数据的有效性，设定以凌晨一点前上床且睡眠总时数大于五小时的睡眠数据作为指标分析数据。辟谷前有效检测天数九天，辟谷期有效监测天数六天，辟谷后第1月、2~3月、4月有效监测天数分别为26天、36天、27天。

4. 统计学方法

统计学处理采用spss22.0统计软件。定量资料的差别检验使用方差分析，若方差齐性，不同时间点之间的两两比较采用配对样本 t 检测，若方差不齐，采用不同时间点之间的两两比较的非参数检验，检验水准为 α = 0.05，0.01。

（二）结果

1. 服气辟谷前后身体基本情况及体重变化

服气辟谷限食期间身体状态良好，自感精力充沛，想吃食物欲望明显，但饥饿感不明显，身体无明显不适，每日监测血压与指尖血糖均在正常范围。辟谷前后体重变化（图10-12）。辟谷前有严重鼻炎，辟谷前一月鼻炎未发作，辟谷一周后自述由于吹空调鼻炎复发，但明显轻于辟谷前发作时症状，日常鼻塞及打喷嚏、流鼻涕现象明显减轻。

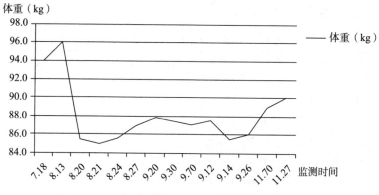

图 10-12　辟谷前后体重变化

2. 服气辟谷前后睡眠指标的变化

该患者辟谷前一月有较严重的打鼾与睡眠呼吸暂停现象，辟谷前十日，只监测到四日数据，两日总睡眠时间小于 1 小时，一日小于 2 小时，说明辟谷前睡眠质量很差。辟谷前一日经过养生功法练习，睡眠时长达八小时，但呼吸暂停总时间达 12 分钟，打鼾 47 分钟，止鼾 171 次。辟谷期间打鼾总时长与止鼾总次数逐日减少，辟谷后一周该项指标继续下降（$P<0.05$），每日打鼾总时长均保持在两分钟内，但一周后出现反弹。与辟谷前 1 个月相比，浅度睡眠百分率在辟谷后 3 个月（$P<0.01$）、4 个月（$P<0.05$）明显升高；REM 与 REM 百分率在辟谷后 2 个月（$P<0.05$）、3 个月（$P<0.01$）、4 个月（$P<0.05$）均明显降低；夜间体动次数在辟谷后 2 个月（$P<0.01$）、3 个月（$P<0.01$）、4 个月（$P<0.01$）均明显降低；呼吸暂停次数逐月减少，在辟谷后第 3 个月（$P<0.05$）、第 4 个月（$P<0.01$）出现显著性差异，呼吸暂停总时间与 SMAT 在辟谷后也均逐月减少，至辟谷后第 4 个月（$P<0.01$，$P<0.05$）已出现显著性差异；心率在辟谷后 2 个月（$P<0.05$）有显著性降低。见表 10-2。

表 10-2　服气辟谷前后睡眠指标变化

指标	辟谷前	辟谷期	辟谷后 1 周	辟谷后 1 月	辟谷后 2 月	辟谷后 3 月	辟谷后 4 月
睡眠时长/h	7.14± 1.09	7.22± 0.74	6.86± 0.75	7.50± 1.27	7.06± 1.54	6.96± 0.98	7.19± 1.41
深度睡眠时长/h	0.33± 0.24	0.37± 0.25	0.26± 0.38	0.27± 0.26	0.37± 0.20	0.25± 0.19	0.29± 0.20
深度睡眠比率	4.41± 2.95	5.40± 4.10	3.67± 5.20	3.64± 3.51	5.39± 3.26	3.68± 2.89	4.07± 2.71
浅度睡眠时长/h	4.65± 0.81	4.70± 0.78	4.00± 0.57	4.76± 0.98	4.97± 1.28	5.19± 0.96	5.10± 1.20
浅度睡眠比率	65.34± 8.40	64.74± 5.29	58.79± 8.62	63.48± 7.41	70.12± 6.92	74.23± 5.78 **	70.70± 7.54 *
REM	2.24± 0.53	2.16± 0.39	2.59± 0.56	2.47± 0.71	1.72± 0.52 *	1.52± 0.38 **	1.76± 0.51 *
REM 比率	30.49± 7.01	29.86± 4.42	37.55± 6.18	32.88± 6.39	24.49± 5.44 *	22.09± 5.90 **	24.70± 6.23 *

续表

指标	辟谷前	辟谷期	辟谷后1周	辟谷后1月	辟谷后2月	辟谷后3月	辟谷后4月
呼吸暂停时长/min	4.89±3.18	6.83±1.60	6.00±3.42	4.35±2.83	3.78±1.86	3.00±1.64	1.63±1.64**
呼吸暂停次数	11.00±5.81	11.17±3.43	10.14±4.45	8.62±3.96	7.83±2.62	6.22±3.25*	3.48±2.71**
SMAT/秒	59.67±43.79	102.82±48.92	96.14±33.52	70.00±34.19	65.56±32.64	61.22±43.96	35.22±49.84*
心率	64.33±4.00	62.83±1.47	62.86±1.46	62.69±2.43	61.56±2.66*	62.39±3.25	64.07±4.76
打鼾时长/min	32.89±27.51	13.17±18.63	2.00±1.83*	17.58±17.24	24.50±22.29	31.06±20.14	31.81±33.12
止鼾次数	118.56±104.95	46.33±68.46	6.00±7.79*	63.42±63.99	90.06±88.02	113.89±81.20	118.4±127.39
体动次数	12.1±5.64	8.81±0.77	10.93+1.27	10.51±2.20	6.83±3.47**	6.94±2.07**	6.41±2.06**

注：与辟谷前期比较：* $P<0.05$，** $P<0.01$

（三）总结与讨论

本研究中对一例十年以上难治性睡眠呼吸暂停患者治疗效果较好，辟谷后2~4个月体动次数、REM百分率均明显下降，浅睡眠百分率明显升高，说明该患者辟谷后睡眠质量明显改善。睡眠呼吸暂停次数、总时长与单次最长时长数均逐月下降，说明辟谷治疗该病效果明显。辟谷期间呼吸暂停总时长与单次最长时间均增多，这可能与其体重减轻后，加重了气道软组织和肌肉的塌陷性有关。该患者辟谷限食后坚持养生功法练习，平均每日练习时间达半小时以上，这可能与睡眠质量的逐月改善有一定相关性。值得注意的是辟谷期间打鼾时长与止鼾次数均明显降低，辟谷后1周进一步改善，打鼾总时长均保持在 2 分钟以内，但 1 周后打鼾总时长与止鼾次数明显增加。患者自述与其在辟谷限食 1 周后吹空调诱发鼻炎有关，打鼾严重的日期均是其鼻炎发作的日期。患者辟谷后第 3、4 个月晚间睡前饮酒次数较多，这可能是后期打鼾次数进一步增多的原因。另外该患者辟谷限食后总体上床时间较晚，大都在夜间 11 时 30 分至凌晨 2 时之间，这也可能是打鼾时间及次数增多的原因，后期体重的增加也可能是一个重要影响因素。其他患者应用经验表明多次服气辟谷可能治愈鼻炎，此患者建议其进行再次辟谷，并于辟谷后保持规律生活，以进一步对睡眠呼吸暂停低通气综合征进行治疗并争取达到治愈效果。

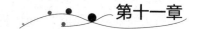

第十一章

辟谷干预效果观察

一、辟谷对受试者体重、血压、血糖观察

（一）一般资料

受试者男四名，女两名。年龄 36~75 岁。其中一人有高血压病史 12 年；一人有糖尿病史多年，并于三年前因糖尿病足行左腿小腿截肢手术，现戴假肢并可正常行走；一人偶有手臂发麻、转头时头晕、怕风怕凉等表现。

（二）研究方法

1. 辟谷干预

辟谷干预分为辟谷限食期、限食恢复期与长期功法练习期。辟谷限食期七天，组织集中练功，早、中、晚各练习静功和动功 1.5 小时以上。练功间期进行功理功法讲解。练功时用音乐和语言进行导引。每次练功后均进行全身重要穴位拍打。辟谷期间饮用矿泉水，可进食水果，种类不限，如受试者饥饿感明显则饮用稀粥或恢复正常饮食。辟谷恢复期饮食按照复谷流程要求进行，至逐渐恢复正常饮食。辟谷恢复期与长期功法练习期均要求练功时间平均每日 30 分钟以上，动静功法不限。

2. 指标检测

于晨起后半小时座位安静休息五分钟后使用水银柱血压计

测量左臂血压,间隔两分钟后测量第 2 次,取两次测量均值。若两次测量结果差值 5mmHg 以上,再次测量,并测量受试者脉率。空腹采集受试者指尖血测定血糖水平,然后称量受试者体重。

(三)结果

1. 辟谷期间饮食

平均每人每天进食水果约 300g,种类有大枣、葡萄、苹果等,饮用矿泉水 500mL 左右。一名 75 岁辟谷者于辟谷第 3 天晨起,测量血压舒张压低于 60mmHg,无其他身体不适反应,建议其逐步恢复饮食,并继续进行中医传统辟谷养生功法练习。

2. 辟谷期间活动情况

每日进行 4~5 小时功法练习,除一名戴假肢受试者,其余受试者均进行户外散步等活动,平均每日总活动时间 6~8 小时。辟谷第 7 天进行爬山活动,所有受试者均精力充沛,体力良好。

3. 辟谷期间身体基本状况

辟谷期间所有受试者身体状况均良好,无头晕现象,辟谷第 2 天或第 3 天普遍稍有疲乏感,第 4 天疲乏感均消失,大便均逐渐减少至无,小便均色黄且量较少,除一位受试者第 3 天恢复饮食后体重升高外,其余受试者体重下降在 2.5~4kg,脉率均在正常值范围内,体重、血压、血糖值见表 11-1~表 11-3。其中一例受试者手脚发麻、头晕、怕风怕凉等身体不适感消失,一例高血压患者辟谷期间血压逐渐下降,辟谷期间多人出现不自主流泪等现象,一例截肢患者双腿常有气流流动的感觉。

表 11-1　辟谷期间体重变化情况

受试者编号	年龄/岁	身高/cm	第1天/kg	第2天/kg	第3天/kg	第4天/kg	第7天/kg
1	36	160	61	59.5	58.5	58	57
2	36	161	67	66.5	66	65	64
3	36	171	65	63.5	62.5	62	61
4	51	165	78.5	77.5	77	76.5	76
5	58	160	71.5	71	70	69	68
6	75	165	52	51	50.5	52	54

表 11-2　辟谷期间血压变化情况　　　　单位：mmHg

受试者编号	第1天	第3天	第5天	第7天
1	95/60	90/65	100/65	90/65
2	100/70	100/75	95/70	105/80
3	110/75	105/80	105/70	90/65
4	115/80	105/80	110/60	110/70
5	170/100	150/88	140/88	140/88
6	110/70	100/58	105/70	110/70

表 11-3　辟谷期间血糖变化情况　　　　单位：mmol/L

受试者编号	第1天	第5天	第7天
1	4.3	5.2	4.9
2	7.9	5.4	4.3
3	6.0	5.2	5.3
4	5.9	5.9	5.6
5	6.4	5.5	5.6
6	6.3	5.4	5.2

（四）讨论

中国已进入老年化社会，各种慢性疾病多发，中医养生方法在疾病预防中有很大优势，中医养生功法练习在各类疾病的预防与康复中更是具有明显的优势。辟谷养生技术是将中医养生功法应用于养生保健治疗的中医传统养生方法，其安全性和治疗效果均优于国外流行的限食疗法。对其临床大规模应用的安全性及对各类疾病疗效、机制的研究，必将丰富中医养生技术的方法，在防治疾病的过程中发挥其应有的功效。

二、辟谷对血压影响实验研究

据《中国心血管病报告2017》提供数据，目前我国有高血压患者2.7亿，而高血压又是心脑血管疾病的首要危险因素，心血管病死亡占居民疾病死亡构成的40%以上，居首位，高于肿瘤及其他疾病。根据美国高血压协会（AHA）对高血压新标准的修订，高血压诊断由原来的≥140/90mmHg调整到了≥130/80mmHg。虽然该指南对高血压定义的科学性有待检验，但是下调了高血压的诊断标准，将高血压的防线前移，从而突出了早期干预减少心脑血管并发症风险的重要理念，有助于加强大众对高血压的重视。辟谷属于临床治未病应用实用技术，我们对辟谷降压效果进行总结，并分析辟谷在降压应用中的优势，旨在推动该项技术在高血压防治中的应用。

（一）对象与方法

1. 对象

通过在医院、社区张贴招募公告，先后招募符合入组条件的一般受试者 66 人，分批次参加由宁夏医科大学中医学院中医气功临床应用研究中心组织的"中医服气辟谷技术"课题培训，其中男性 30 人，女性 32 人，年龄 18～70（44.6±14.28）岁，参加集体练功并完成整个辟谷活动者 58 人，对其进行了辟谷前后期体重、血压检测（正常血压 16 人，正常高值血压 30 人，高血压 16 人）。所有受试者知情同意并填写知情同意书，本实验通过宁夏医科大学医学伦理审查委员会伦理审查（No. 2018-227）。

2. 入组标准

（1）年龄 18～70 岁。

（2）意识清楚，无痴呆、记忆障碍等意识问题。

（3）行动正常，无神经肌肉类身体疾患影响练功。

（4）有充足的时间，可以进行为期七天的集中辟谷养生功练习及辟谷限食。

3. 排除标准

（1）患有各类严重疾病需临床观察，辟谷存在风险者。

（2）异体移植及心脏支架患者至不宜进行养生功法练习者。

（3）辟谷期间停药存在风险者。

4. 剔除标准

（1）辟谷过程中饥饿感明显，需要进食者。

（2）集体练功缺席两次以上者。

（3）有任何其他原因自动退出者。

5. 高血压组停药方法

对于 1 级低危高血压患者，于辟谷前一天暂停使用降压药物，观察辟谷期间血压水平，血压逐渐下降且无明显不适则继续停服降压药。对于二级及以上高血压患者，早晨空腹未服药前检测血压，建议其根据血压指标酌情减药。

6. 指标检测

体重、血压检测。辟谷限食期第 1 天（辟谷初期）、第 7 天（辟谷后期）晨起空腹测量受试者体重、血压，血压测量使用欧姆龙智能上臂式 HEM6021 自动电子血压计，统一左臂测量。

7. 统计学方法

统计学处理采用 SPSS 22.0 统计软件进行。定量资料的差别检验使用方差分析，若方差齐性，不同时间点之间的两两比较采用配对样本 t 检测，若方差不齐，采用不同时间点之间的两两比较的非参数检验，检验水准为 $\alpha = 0.05$。

（二）结果

1. 辟谷完成情况

66 名参加辟谷养生培训班的学员，均参加了集体练功活动（不参加次数均小于两次），两人因食物诱惑未完成辟谷限食，一人因身体出现乏力感明显未完成辟谷限食，一人因处理个人事物离开，其余 62 人均完成辟谷限食活动与指标检测，血压正常组 16 人，正常高值血压组 30 人，高血压组

16 人。

2. 辟谷期间练功、饮食及身体状况

辟谷期间对食用水果量及饮水量均不限，辟谷期间饮用水均为未加热过的矿泉水，鼓励辟谷期间多饮水。五人辟谷期间只饮水，饮水量在每日 2000~4000mL。其余 57 人均在辟谷期间食用少量水果，水果种类包括苹果、葡萄、橘子、西瓜、柚子、梨、大枣、香蕉等各类新鲜水果，每日摄入热卡在 100~400 千卡，平均每日饮水 500~3000mL。

所有受试者辟谷期间身体状态均良好，大部分受试者在辟谷 2~5 天内会有轻度疲乏等不适感，持续 1~3 天，完全饮水者第 2~5 天不适感更强，但不适感之后身体状况更好。辟谷期间每日早、中、晚各进行 2~3 小时集体练功，练功期间进行半小时左右的养生功功理功法讲解。练功间隙鼓励进行散步等非剧烈室外活动，活动量未统计。辟谷期间有些受试者会排出少量黏状宿便，小便正常或黄色量少。辟谷期间血压、指尖血糖均在正常范围。

3. 高血压组服药情况

对于二级以上高血压患者或高危高血压患者，早晨空腹未服药前检测血压，建议其根据血压指标酌情减药。由于辟谷期间降压效果显著，一般两日之内均可将血压降至高压 150mmHg、低压 100mmHg 以内，并逐渐停药。

4. 辟谷对正常人群体重指数及血压影响

16 名正常血压受试者，年龄 18 ~ 70 岁（40.0±13.00），体重及体重指数均显著降低（$P<0.01$，$P<0.01$）。收缩压及舒张压均值均轻微降低，收缩压差异有统计学意义（$P<$

0.05），结果见表 11-4、图 11-1。

16 名正常血压受试者，年龄 18～70 岁（40.0±13.00），体重及体重指数均显著降低（$P<0.01$，$P<0.01$）。收缩压及舒张压均值均轻微降低，收缩压差异有统计学意义（$P<0.05$），结果见表 11-4、图 11-1。

表 11-4　辟谷对血压正常组人群体重指数及血压影响（n=16，x±s）

时间	体重/kg	BMI	收缩压/mmHg	舒张压/mmHg
辟谷限食第 1 天	60.30±8.64	22.20±2.46	106.19±6.39	71.25±5.32
辟谷限食第 7 天	57.28±8.54**	21.09±2.44**	100.31±9.22*	67.44±5.29

注：与辟谷限食第 1 天比较：*$P<0.05$，**$P<0.01$

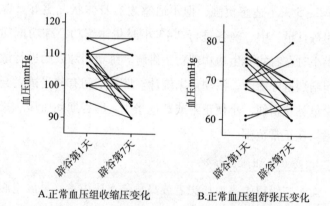

A.正常血压组收缩压变化　　　B.正常血压组舒张压变化

图 11-1　辟谷对正常血压组人群血压影响

5. 辟谷对血压正常高值人群血压、体重影响

30 名正常高值血压受试者，年龄 20～68 岁（43.5±14.54），体重及体重指数均显著降低（$P<0.01$、$P<0.01$）。收缩压及舒张压均值均显著降低，两者均有显著性差异（$P<0.01$、$P<0.01$），结果见表 11-5、图 11-2。

表 11-5　辟谷对血压正常高值组人群体重指数及血压影响（n=30，x±s）

时间	体重/kg	BMI	收缩压/mmHg	舒张压/mmHg
辟谷限食第 1 天	65.56±10.72	23.49±3.42	122.70±5.41	79.47±7.63
辟谷限食第 7 天	62.61± 10.16＊＊	22.42± 3.25＊＊	114.37± 7.83＊＊	73.40± 7.74＊＊

注：与辟谷限食第 1 天比较：＊P<0.05，＊＊P<0.01

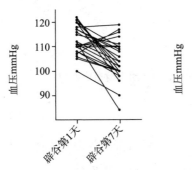 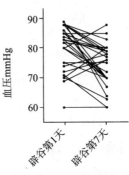

A.血压正常高值组收缩压变化　　B.血压正常高值组舒张压变化

图 11-2　辟谷对血压正常高值组人群血压影响

6. 辟谷对高血压人群血压、体重影响

16 名高血压受试者，年龄 24～70 岁（51.4±13.31），体重及体重指数均显著降低（P<0.01、P<0.01）。收缩压及舒张压均值均显著降低，两者均有显著性差异（P<0.01、P<0.01），结果见表 11-6、图 11-3。

表 11-6　辟谷对高血压组人群体重指数及血压影响（n=16，x±s）

时间	体重/kg	BMI	收缩压/mmHg	舒张压/mmHg
辟谷限食第 1 天	73.02±12.51	25.93±3.69	157.19±16.69	96.38±7.40
辟谷限食第 7 天	69.46± 12.33＊＊	24.66± 3.65＊＊	121.94± 14.98＊＊	75.44± 19.86＊＊

注：与辟谷限食第 1 天比较：＊P<0.05，＊＊P<0.01

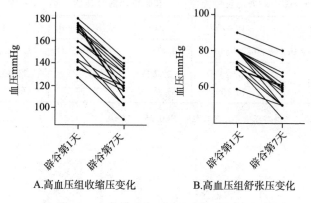

A.高血压组收缩压变化　　　B.高血压组舒张压变化

图11-3　辟谷对高血压组人群血压影响

（三）讨论

辟谷降压与药物降压不同，辟谷降压体现了中医治未病与整体治疗的特点。辟谷不仅可用于高血压的防治，还可用于一般人群的血压干预，减少高血压患病率，在高血压的防治中具有明显的应用优势。辟谷养生功法的练习可以使机体元气充盛，达到气运血行的目的，改善全身血流状态。通过养生功法调心又可改善心理状态，使机体气机合顺，改善因心理因素造成的气机紊乱，增强局部血液流动。同时辟谷限食具有降低体重、体脂，调节血脂的作用，在降压的同时降低心脑血管疾病危险因子。胆红素不只是体内的代谢产物，还是一种内源性强抗氧化剂，具有抗氧化、保护细胞免受损伤的作用，在一定的浓度下，其对机体具有抗氧化、免疫调节、保护脑神经、保护心血管、抗炎等诸多有益作用。实验表明，辟谷可暂时性适度升高血液胆红素水平，从而保护心血管系统，改善血液流通状态，起到预防心脑血管疾病并发症的作用。

国内外研究表明，单独的养生功法练习与限食疗法对高血压均有极好的辅助治疗效果，辟谷结合了限食与养生功法，理论上对高血压应该有较好的治疗效果，本实验结果证实了这一推断，小样本前后对照实验初步表明，短期内辟谷对高血压具有极好的预防治疗效果。随访观察表明，部分高血压受试者辟谷后血压能维持在正常水平，但也有部分受试者血压会出现回升，但均低于辟谷前水平，对这部分人群反复多次辟谷可进一步降低血压水平，多次辟谷能否彻底治愈高血压，有待于进一步观察研究。辟谷不仅可用于血压偏高人群血压防治，个别样本结果显示，在辟谷期间，低血压个体（收缩压低于90mmHg，或舒张压低于60mmHg），血压反而可能升高至正常水平。其原因可能为辟谷期间练功服气使机体气机充足，推动血液正常运行，其具体机制有待进一步研究。

三、辟谷对血脂影响实验研究

（一）研究对象与方法

1. 研究对象

本研究共招募 18 名健康志愿者，其中干预前进行相关身体指标检测的有 15 名，三名由于工作、学习等原因中断辟谷活动，两名辟谷后因服用相关药物等原因未计入统计，最终有效例数十例，其中男性六人，女性四人，年龄 23~68 岁。

2. 指标检测及计算

辟谷第 1 日清晨空腹采集受试者静脉血，进行血脂检测，辟谷第 1、3、5、7 天测量受试者体重、血压、指尖血糖与心率；辟谷第 7 日清晨空腹采集受试者静脉血，进行血脂检测；辟谷 1 个月后清晨空腹采集受试者静脉血，进行血脂检测。

体重指数（BMI）＝体重（kg）÷身高（m）^{2}

动脉硬化指数（AI）＝［血总胆固醇（TC）－高密度脂蛋白（HDL）］÷高密度脂蛋白（HDL）

3. 统计分析

采用 SPSS17.0 统计软件。辟谷后或辟谷后一个月左右数据与辟谷前数据进行两两比较，若各组数据呈正态分布，使用配对样本 t 检验进行比较，若各组数据不呈正态分布，采用两个相关样本的非参数检验进行比较。

（二）结果

1. 辟谷期间饮食情况

平均每人每天进食水果约 500g，种类有苹果、西红柿、黄瓜、大枣、桃等，每人每天饮用矿泉水 500mL 左右。

2. 辟谷期间活动情况

每日进行 4~5 小时功法练习，练功间隙进行室外行走、爬山等轻微体力消耗活动，平均每日总活动时间为 6~8 小时。

3. 辟谷期间身体基本状况

辟谷期间所有受试者身体状况均良好，自感精力充沛，无头晕等现象，辟谷第 2 天至第 3 天普遍稍有疲乏感，第 4 天疲乏感消失，大便均逐渐减少至无，小便均色黄且量较少，辟谷期间体重逐渐下降（表 11-7），辟谷后一月体重出现回升，但明显低于辟谷前体重，血压与指尖血糖均在正常范围。

4. 辟谷前后血脂变化

正常值范围：总胆固醇 3.9~5.17mmol/L，甘油三酯 0.34~1.92mmol/L，低密度脂蛋白 2~3.5mmol/L，高密度脂蛋白 0.9~1.68mmol/L，血管粥样硬化指数<4。

分别于辟谷第 1 日、第 7 日清晨空腹采集受试者静脉血，测量受试者血脂变化，辟谷结束后 1 个月，测量受试者血脂水平，结果见表11-8。

辟谷结束时较辟谷前总胆固醇水平升高（$P<0.05$），辟谷结束后1个月总胆固醇水平回落，但稍高于辟谷前，差异无统计学意义。辟谷结束时甘油三酯水平较辟谷前降低（$P<0.01$），辟谷后1个月甘油三酯水平出现回升，但仍明显低于辟谷前水平。辟谷结束时低密度脂蛋白水平较辟谷前升高（$P<0.05$），辟谷结束后1个月低密度脂蛋白水平出现回落，与辟谷前水平基本相同。辟谷结束时高密度脂蛋白水平较辟谷前降低（$P<0.05$），辟谷结束后1个月高密度脂蛋白水平回升，与辟谷结束时相比，$P<0.01$，且稍高于辟谷前。辟谷结束时动脉粥样硬化指数升高（$P<0.01$），辟谷后1个月动脉粥样硬化指数回落，且低于辟谷前水平。

表 11-7　辟谷期间体重及体重指数变化情况

受试者编号	性别	年龄/岁	身高/cm	体重（kg）/BMI				
				第1天	第3天	第5天	第7天	结束后1个月
1	男	37	172	67.8/22.9	66.0/22.3	65.0/22.0	64.2/21.7	65.9/22.3
2	女	40	161	59.8/23.1	57.6/22.2	56.3/21.7	55.3/21.3	57.1/19.3
3	男	45	174	88.6/29.3	86.9/28.7	85.2/28.1	84.9/28.0	86.1/29.1
4	男	35	172	54.3/18.4	52.8/17.8	52.0/17.6	51.3/17.3	52.6/17.8
5	男	40	174	58.7/19.4	57.0/18.8	56.2/18.6	56.0/18.5	57.1/19.3
6	男	38	173	75.8/25.3	72.4/24.2	71.2/23.8	70.2/23.4	72.0/24.3
7	女	26	164	73.2/27.2	72.1/26.8	70.9/26.4	70.5/26.2	71.5/24.2
8	女	58	156	54.9/22.0	53.3/21.4	52.5/21.0	51.8/20.7	52.8/17.8
9	男	23	168	52.7/18.7	51.0/18.1	50.0/17.7	49.6/17.6	50.5/17.1
10	女	40	162	55.0/21.0	51.8/19.7	51.2/19.5	50.2/19.1	52.0/17.6
$\bar{x}$			165.7	64.3/23.4	62.3/22.5	61.3/22.3	60.6/22.1	61.9/20.9

表 11-8 　辟谷前后血脂变化情况 　　　　单位：mmol/L

受试者编号	总胆固醇	甘油三酯	低密度脂蛋白	高密度脂蛋白	血管粥样硬化指数
	前/后/1 月后	前/后/1 月后	前/后/1 月后	前/后/1 月后	前/后/一月后
1	3.25/3.37/ 3.3	0.74/0.87/ 1.58	1.48/1.75/ 1.43	1.3/1.15/ 1.27	1.50/1.93/ 1.59
2	4.41/5.12/ 4.3	1.04/0.68/ 2.20	2.52/3.43/ 1.88	1.15/1.05/ 1.33	2.83/3.88/ 2.23
3	3.58/4.28/ 4.23	2.15/1.09/ 1.72	1.97/2.72/ 2.53	0.85/0.89/ 1.04	3.21/3.81/ 3.07
4	5.14/5.22/ 5.20	1.53/1.31/ 1.25	2.85/3.18/ 2.60	1.47/1.26/ 1.50	2.50/3.14/ 2.47
5	9.69/9.82/ 8.85	1.31/1.22/ 1.30	3.18/7.67/ 6.51	1.26/1.03/ 1.11	6.69/8.53/ 6.97
6	4.31/5.12/ 5.10	2.59/0.97/ 0.91	2.31/3.39/ 3.14	1.00/1.04/ 1.24	3.31/3.92/ 3.11
7	4.2/4.3/ 3.5	3.6/1.4/ 1.1	1.76/1.73/ 1.26	1.18/1.09/ 1.05	2.56/2.94/ 2.33
8	3.7/4.0/ 3.9	2.7/1.3/ 1.8	1.61/1.7/ 1.6	1.01/1.0/ 1.05	2.66/3.00/ 2.71
9	3.9/3.2/ 3.26	1.3/1.0/ 0.57	1.57/1.19/ 2.1	1.72/1.13/ 1.35	1.95/1.83/ 1.41
10	2.9/4.9/ 2.6	1.3/0.9/ 0.7	1.11/1.06/ 0.94	1.39/1.3/ 1.22	1.08/2.77/ 1.13
$\bar{x}$	4.51/4.63/ 4.42	1.85/1.07*/ 1.31	2.56/3.00*/ 2.55	2.43/2.78*/ 2.40	3.05/3.94*/ 2.88

注：辟谷后与辟谷前相比有显著性差异 * $P<0.05$

（三）分析与讨论

本实验观察了辟谷前后体重、体重指数、总胆固醇、甘油三酯、低密度脂蛋白与高密度脂蛋白及动脉粥样硬化指数的变化情况。其中四例受试者辟谷前甘油三酯高于正常值范围，辟谷期间血脂明显下降，辟谷 1 个月后血脂虽有回升，但已处于正常范围，提示辟谷可用于高甘油三酯类高血脂患者的治疗应用。两例受试者辟谷 1 个月后血脂升高，其中一例处于正常值范围，另外一例血脂升高超过正常值，原因可能为辟谷之后没有按照要求逐步恢复饮食，3 个月后对其血脂进行再次检测，已与辟谷前水平相当。

辟谷期间由于机体营养物质缺乏，代谢途径与正常饮食期相比会出现大的调整，肝脏与肾脏代谢的压力极度增加，例如辟谷期间血糖的缺乏会使肝脏的糖异生作用增强，脂肪被大量动员，脂肪的分解代谢会大大加快，这可能是辟谷期间胆固醇与低密度脂蛋白浓度升高、高密度脂蛋白浓度降低的原因。而这样的调整可以使机体的应激能力增强，从而使代谢状况得到改善。辟谷后受试者缓慢复食，机体的这种应激状况解除，并由于辟谷期间体脂的下降及辟谷后肝肾功能的增强，血脂水平得以恢复与改善，大样本的实验观察及辟谷后更长时间血脂的调整状况有待进一步实验观察。

四、辟谷对健康人群心身状态影响

课题组在开展辟谷养生治未病课题实践过程中发现，辟谷对受试者心身状态具有明显的调节作用，对心身疾病具有极好的治疗作用。为此，我们选择参加辟谷养生课题培训的健康学员 23 名，在辟谷开始与结束阶段分别填写 SCL-90 自评量表，检测受试者辟谷期间心身状态改变情况。

（一）对象与方法

1. 对象

通过在医院、社区张贴招募公告，先后招募符合入组条件的一般受试者 23 人，参加由宁夏医科大学中医（回医）学院，中医气功临床应用研究中心组织的"中医服气辟谷技术"课题培训，其中男性 11 人，女性 12 人，年龄 32～65（46.09±9.23）岁。所有受试者知情同意并填写知情同意书，本实验通过宁夏医科大学医学伦理审查委员会伦理审查（No. 2018-227）。

2. SCL-90 量表检测

辟谷第 1 天（辟谷前期）、第 7 天（辟谷后期）分别填写症状自评量表（SCL-90）。采用 SCL-90 进行精神心身状态评定，该量表共 90 个项目，包括躯体化、强迫症状、人际关系、抑郁、焦虑、敌对、恐惧、偏执、精神病性 9 个因子。要求量表于一小时内填写完整并交回，依据自身实际情况对症状严重程度及发生频率进行独立判断，其他人不指导或不干预填写量表。

3. 统计学处理

采用 SPSS 22.0 统计软件进行统计。定量资料的差别检验使用方差分析，若方差齐性，不同时间点之间的两两比较采用配对样本 t 检测，若方差不齐，采用不同时间点之间的两两配对比较的非参数检验，检验水准为 $\alpha = 0.05$。

（二）结果

1. 辟谷完成情况

辟谷期间所有受试者身体状况均良好，精力充沛，无头晕、无力等现象出现，辟谷第 2 天至第 3 天普遍稍有疲乏感，第 4 天开始疲乏感减弱，大便均逐渐减少至无，辟谷 5～7 天会排出少量黏状宿便，小便正常或黄色量少。辟谷期间血压、指尖血糖均在正常范围。平均每日摄入热卡为 0～400 千卡，种类为各种水果，平均每日饮水 500~4000mL。

2. 辟谷前后 SCL-90 量表评分比较

辟谷后期受试者躯体化、强迫症状、人际关系敏感、抑郁、焦虑、敌对等因子评分均显著低于辟谷前期评分。其中躯体化、强迫症状、人际关系、抑郁、焦虑等因子评分两组相比有极显著性差异（$P<0.01$），敌对因子评分两组相比有显著性差异（$P<0.05$），恐惧、偏执与精神病性评分两者差异不显著（$P>0.05$），结果见表 11-9。

表 11-9　SCL-90 量表评分比较

因子	躯体化	强迫症状	人际关系	抑郁	焦虑	敌对	恐惧	偏执	精神病性
辟谷前期	1.60±0.44	1.81±0.40	1.65±0.49	1.71±0.60	1.50±0.46	1.74±0.48	1.22±0.27	1.43±0.38	1.43±0.43
辟谷后期	1.44±0.46**	1.53±0.46**	1.39±0.52**	1.47±0.50**	1.26±0.30**	1.49±0.59*	1.18±0.38	1.36±0.50	1.27±0.33

注：与辟谷前期比较：$*P<0.05$，$**P<0.01$

（三）讨论

目前中国已进入老年化社会，随着社会进步，生活节奏加快，社会压力也不断增加，老年病慢性病高发，为此《中医药发展战略规划纲要（2016—2030 年)》《中医药健康服务发展规划（2015—2020 年)》都反复强调要不断创新中医药健康服务技术手段，发展治未病新技术。"圣人不治已病治未病，不治已乱治未乱"，中医治未病的思想早在两千多年前的《素问·四气调神大论》中就已经明确地被提出了。目前治未病思想已深入人心，治未病的核心是使医疗卫生服务从疾病模式向健康模式、从生物医学模式向"生物-心理-社会"医学模式的转变，而学者提出治未病应从心开始。内经中多次强调心理健康的重要性，提出"恬惔虚无，真气从之，精神内守，病安从来""心者君主之官，神明出焉，故主明则下安，以此养生则寿，主不明则十二官危""余知百病生于气也，怒则气上，喜则气缓，悲则气消，恐则气下，惊则气乱，思则气结，九气不同，何病之生"等诸多论述，可见心理健康在治未病中具有重要作用。本实验结果表明辟谷可调节健康受试人群的心身状态，尤其是对躯体化、强迫、人际关系、抑郁、焦虑、敌对等心身状态调节作用更加明显。实验结果表明辟谷养生有望在心身疾病的防治中发挥重要作用。

第十二章

辟谷者体会

一、辟谷降伏了我的高血压

道医讲求缘分，我参加辟谷，也许是冥冥之中的一种缘。

随着年龄越来越大，人到中年，上有老下有小，来自工作和家庭的双重压力，感觉自己负重前行，压力山大，天天处于"战战兢兢、如履薄冰"的状态，生怕自己出现一点问题。

越担心什么越来什么。2018 年 9 月，感觉头疼越来越严重，遂于 10 月 10 日去省立医院检查，结论竟然是因为血压太高导致头疼，换句话说就是我在 37 岁患上了本应是老年人的病——高血压病，当时测量高压达到 180mmHg，差点爆表。至此开始了漫漫吃药路，但心里总感觉自己还年轻，不甘心如此一直下去。听闻 2018 年 12 月李教授要在济南开班，为了我的高血压，抱着试试看的态度和同事一起参加了本次辟谷，参加辟谷的第三天血压就恢复到了 124/76mmHg。当时天气已比较寒冷，天天喝冰凉的矿泉水、大量走路都是一种煎熬，为了不影响工作，我们都是只在晚上才跟着李教授练功，白天喝水量严重不足、行脚也严重不够，完全靠个人自控力、靠李教授的宣导在支撑我们。12 月 12 日辟谷结束，血压一直保持正常数值。当时参加辟谷纯粹为了修身，认知还属于浅显的懵懂，不能完全领悟道家博大精深的文化。

复谷以后，由于个人的懒惰，没有坚持天天练功，主要还是自己性格的原因。我的性格属于"心直口快，争强好胜，爱打抱不平，容易心里不平衡"。综上原因影响，血压又稳步回升了。2019 年 9 月公司组织员工参加辟谷。太好了，对于吃药快一年的我来说（虽然很不情愿，我还是继续服用了降压药），天上掉馅饼的感觉。由于有上次辟谷的经验，对于第二次辟谷的我来说，信心十足。很多对辟谷心存疑虑的同事，我都成了答疑解惑的助理了。

本次辟谷七天在轻松加愉快中度过，每天三遍跟着李教授练习功法，每天至少喝八瓶矿泉水，行脚两万步以上。状态一直保持良好，辟谷期间排两次宿便。感觉身体非常轻松，血压更不用说了，自辟谷到现在一直处于停药阶段。为了不影响工作，这次辟谷班是利用早餐、中餐、晚餐的时间进行练功。一开始大家还担心是否会影响工作，七天下来证明担心是多余的，工作没受到影响，反而精力越来越充沛。有朋友可能会问：辟谷真的不饿吗？我可以负责任地告诉大家，真的不饿，辟谷不等于绝食，只要跟着李教授练习道家功法，保证不会有饥饿感，更多的是心理上的馋。朋友们其实想想，现在生活条件都好了，为了满足口腹之欲，想吃什么美食都可以买到、吃到，反而让大家管住嘴不吃很难做到。

其实我们的身体器官，也像机器一样，转了这么多年，也没有周末休息日，所以适当调节一下五脏六腑很有必要，自律也是一种能力。关键是通过李教授的讲解，认识到自己性格的问题，放平心态，放低姿态。人最难战胜的就是自己，以后戒骄戒躁，要顺其自然，把事情看淡。辟谷也是人性的一个修炼过程，辟谷会令你更加成熟、健康、快乐。

（韩凤桐　山东）

二、百日苦练，身体康复

人到中年，四十不惑，不由感叹，人活一世不容易，为了家庭这艘小船，为了小康生活，风风雨雨，日夜操劳落下了一身疾病：血压 100～150mmHg、胃炎、胃疝、反流性食管炎、肩周炎、颈椎病、眼睛发干发涩、腰椎间盘突出。

最痛苦的是左腿骨关节炎，走路都成铁拐李了。由于吃饭时间不固定，胃炎严重到不敢碰辣，不敢喝酒，不敢吃饱。各种胃药、止痛药、拔罐器、足浴盆、电烤仪、电疗仪等治疗器械，家里应有尽有。整天腰酸背痛，浑身不舒服，晚上睡觉前，肩周炎和颈椎病导致手臂麻痛，夜不能寐，难受极了。

就这个左腿骨关节炎，三甲医院都看遍了，北京协和医院的医生看了都下了定论：老年病不好治，只能维持，只能吃迪巧钙片和硫酸氨基葡萄糖胶囊。服用时间长了，效果也不好了。

望天长叹，人生就到这儿了，老年的感觉我也有了。看到一些大爷大妈的罗圈腿，我大概用不了几年，也和他们一样了。

感叹，现代医术束手无策；

感叹，良医太少难以寻访；

感叹，医院费用越来越高；

想当年，自己身体素质特好，有一些武术基础，体能也超于普通人，但还是逃脱不了老年病的困扰。

就在我对生活失去信心时，听别人谈起辟谷这个古老的道家医术，马上去百度搜索辟谷治什么病，效果如何，评论咋样，一看还不错。

2018 年冬天，开始关注丹麦著名中医专家李保有教授，

2019 年 7 月 13 日有幸参加了李老师的辟谷培训班。去之前心里还持怀疑态度，但是别无他法，是福是祸，闯一下再说吧。

之前约好的一起去辟谷的朋友，可能不太相信，临阵逃脱。但是巧了，另一朋友也和我一样傻乎乎地去参加辟谷（大凡世上，傻人才能干大事业）。

7 月 14 日第一天正式辟谷，我行禅时走了 3000 步就感觉走不动了，腿疼得厉害。李老师在课上讲道家学说和老子的道德经，我才明白，每个人身上都有大药，人自身就是一个小医院，用辟谷技术打开这个医院，修复自身疾病。从中了解到我们的老祖宗多么伟大，有幸成为一个中国人！

第二天感觉还可以，每天练六遍道家功法，行禅两万步。第三天、第四天开始感觉难受，每天认真练习功法，在李老师的调理下，很快就缓解了。感觉辟谷就是不开刀的大手术，通过练功彻底修复身体，每天练功就是每天服药，服复元固本之药。

第五天感觉打了鸡血一样，中午不睡觉也不觉得困，到晚上十一点半睡觉，早上三点半就醒来，精神满满！换作普通人，早就受不了吧？

感觉身体在逐步好转，体重持续下降，血压一直正常。家里人一天一个电话，挂念还活在这个世界上吗？辟谷期间出来行禅，看见别人吃饭，心里始终保持着无欲无念。经过了七天的辟谷，7 月 20 日下午精神抖擞地离开了泰安，心里还憋着一股劲儿，一定要把病彻底治好。

开车回家时感觉眼睛亮得不得了，千米之外的景物看得特清楚。复谷七天严格按照李老师的要求进行，1 周后恢复正常饮食，一月后开始吃荤腥。截至 2019 年 10 月 27 日，每天都在练功，每天都有新的感受，身体越来越好。

9 月 20 日不小心从高处仰天摔到水泥地面上，心想不死也是半残。奇怪的是起来后一会儿就好了，只是疼的感觉和以前不练功时不一样，打个比喻，练功前摔下来就像石头从高处摔到地面，练功后就像皮球砸到地面上。

练功 90 多天，突然有一天发现，松弛的大腿比以前粗了一圈，肌肉结实有力，成了大象腿。原来有用热水泡脚的习惯，不泡脚睡不着觉，现在练一会儿功，浑身气血沸腾，脚底热乎乎的。

经过百日练功，胃口好了，病痛全消，精神十足，身体恢复到了年轻时的状态。有五六年不出汗了，现在练功后微微出汗，一天的疲劳酸痛一扫而光。

再次感谢李保有教授的中医辟谷技术，希望李教授的辟谷技术能发扬光大，传遍四方。

（张永军　山东）

三、人生到最后，拼的是身体

（一）身体报警

2007 年，自从生了双胞胎女儿，生活中就再也没有了自我，因为身边没有老人的帮助，老公上班也很忙，照顾孩子成了我生活的全部，饮食不规律，饥一顿饱一顿，睡眠质量差，孩子翻个身都能把我惊醒，每天的神经都是紧绷的。

孩子小时候抵抗力差，两个人的感冒交叉感染非常严重，常规情况就是第一个宝宝感冒，第二个不会超过两天也会感冒，等两个孩子全部好了，第三个就轮到我了。我一般强撑着打上几天抗生素继续扛，困到支撑不下去的时候，灌上杯浓茶继续扛。

2011 年，孩子三岁后上幼儿园了，我也参加了工作，紧

231

张的工作状态和低质量的睡眠，让我身体也跟着日况俱下，偏头疼、健忘、脱发、皮肤长斑，经常性胃疼，平常全身上下都不舒服，但具体到哪个部位，又说不上来，周末有空就想躺着，偶尔来小住的爸爸对我说，就你这种状态，怎么能过好日子，一点精气神都没有。孩子一天天长大了，已经不需要我天天如此劳心伤神地去照顾，工作也越来越顺手，已经没有了当时的紧迫感。但多年紧绷的神经却让我的身体亮起了红灯，经常性头疼，全身乏力、消瘦，血压偏低，头晕眼黑。2018年，我去医院查了查，医生反问我，平时没什么感觉吗？你这情况一看就好几年了，我都想知道你是怎么坚持下来的。原来我的贫血程度已到了重度，血红蛋白只有51g/L（标准范围最低线是115g/L）。当时是吃完26副中药和近20盒复方硫酸亚铁叶酸片后，才恢复到正常值，伴随而来的是体重的突飞猛进，体重从49kg飙到了55kg，对于净身高只有158cm的我来说，简直是当头一棒。2019年9月底，我又参加了一次体检，结果，刚恢复不到一年的贫血再次降到了中度，随之而来的还有乳腺结节和幽门螺旋杆菌抗体检测呈阳性，这也预示着我的肠胃和身体各部位都在给我报警。

（二）我的辟谷体验

2019年10月，持着半信半疑的态度参加了公司带给员工的福利—辟谷，正式辟谷开始前，我对道家辟谷的说法是一点不信的，我认为辟谷就是绝食，本来身体素质就差，再七天不吃饭，还只能喝天然水，行脚每天要到两万步，这都是多么不可思议的事情。试试就试试吧，坚持不了吃饭就是了，也没什么损失，这是我一开始的想法。

辟谷第一天，中医专家李保有教授先给大家介绍了一下道家辟谷的理念，李教授说道家讲究一切随缘，道家第一原则就是"道法自然"。顺应自然，不要过于刻意，以自然的态度对待自然，对待他人，对待自我。听得我云山雾罩，但是听明白了也记住了一句话："一切顺其自然就好。"然后，李教授带领大家练了自发动功和静功，早、中、晚各练一次。早上和中午我是没什么感觉的，整个人的状态也还好，没有饥饿感，就是看别人吃东西，有点馋；下午因为体能消耗得差不多了，开始了头疼，这个症状通常会在我过累的情况下才会出现。

晚上练功前我给李教授说了一下这个情况，并把我贫血的事一并也说了。李教授笑着告诉我："坚持练，你会有意想不到的收获"，并让助理帮我按了按脑后的穴位，头当时就不疼了。在我们练功的同时，李教授也分别给大家发功调理。

当天晚上的睡眠质量非常好，前半夜腿脚冰凉的情况没有出现，早上起床，两颊热乎乎的，这可是多年没有出现过的状况了。我把这归于行脚，走累了所以睡得香，辟谷结束后，我才知道，不全是因为行脚，因为体内的气血通畅了，人才热乎了。

辟谷第二天，体力还好，能正常为家人准备早餐，没有饥饿感，全天头疼反复多次，在练自发动功的时候，我发现了一个问题，我后背很疼，左腿膝盖也疼，不练功没事，一练就疼，痛感非常明显。李教授说这是气冲病灶的现象，这是个好现象。在练功前的闲暇时间，助理 X 医生在我膝盖上发功调了一会儿，我能感觉到整个膝盖热乎乎的。李教授说，你这腿开始有关节炎前兆了，没事，还不严重。这应该和我们盘二郎腿有关，很神奇的是，从那天开始，我的膝盖再也没有疼过。

辟谷第三天，依然为家人早起做了早餐，只是今天的心率有点快，我自己测了测，每分钟到了 102 下，行脚两万和饮水八瓶以后依然坚持着，看别人吃饭眼馋的情况没有了，后背练功时依然疼，伴随着还有胃部出现疼痛，疼痛的点正是我日常痛的地方。

通过前两天的练习，对辟谷养生的功法我是相信了，练功期间我胃疼地皱眉时，就感觉到在离胃部十多厘米的位置，一缕一缕，如丝线般的热气一点点进入疼痛的位置，李教授在给我发功调理，几秒钟的工夫，胃一点不痛了，到这个点上，我是彻底相信了李教授，相信了道家辟谷养生。

辟谷第四天，心率还是很快，李教授说我心脏已经有出问题的前兆了，我想起来，以前查体的时候，医生也有说过我心率有点快，要注意一些。这一天是我整个辟谷期间最难受的一天，背疼、胃疼反复，心率快，练功后能舒服一会儿，但走路已经没有了太多的力气，尤其是走上坡路的时候，爬完坡就想趴地上休息会，我都想放弃了，但周围一同辟谷的同事们一个个依旧生龙活虎。他（她）们也一直在给我打气，再坚持坚持，多走走！谢谢亲爱的同事们，你们的小贴心让我觉得感动，我都找不到半路放弃的理由。

辟谷第五天，不良症状还是存在，但却在一点点地减轻，头不疼了，胸不闷了，背也好了，感觉气顺了好多，胃部的疼痛一直还在，从李教授处知道，我体内的自我修复机制已全部启动，我的整个状态正在一点点好转，到这会儿，我才明白，李教授说的"人体自有大药"，是多么的正确。

辟谷第六天，除了练自发动功时胃痛和心率快，其他症状已经全部没有了，力气恢复了几分，我也更加有信心坚持到最后。

辟谷第七天，状态恢复到生龙活虎了，虽然心率还是快，我觉得我的状态再辟上几天也还是没有问题的，体重从第一天的 55kg 降到了 49kg，复谷期还会有些许变化，但不会太大了。

辟谷之路走过七天，圆满地结束了，这几天除了身体上一点点的变化，有变化的还有我的心态，每天练功前，李教授都会跟大家讲一讲道家的理念，调整下大家的心态。一直以来，我认为自己是个豁达的人，任何看不开都是几分钟的事，通过辟谷我知道，我的身体是诚实的，思想却在麻痹自己，不是自己不在意，只是把不开心的事埋在了心里，心理的压抑造成身体的负担，才会出现身体各种不适的情况。只有当你心态真正平和的时候，你才能放下，才能放开，才能顺其自然，这不也正是道家思想的原则么！

（三）复谷与身体的恢复

大家眼中最艰难的复谷期开始了，两天的小米油和5天的小米粥，无油无盐，先让肠胃重新启动。李教授说这几天的消化能力是最强的，为了大家的祛病效果和体重着想，一定要按他的要求来。我坚持了，只坚持了三天，就加了面条和青菜，对我诱惑最大的不是一直最爱的肉食，而是油盐酱醋的味道，还有和家人一同吃饭的温馨感觉。心率在复谷第二天就恢复到了70次/分，正常了，胃里不舒服的感觉也在一天天减轻，复谷期间每天也自己练练功，尽最大可能多走路，全身的经脉通了，没有了那种乏力的感觉，感觉自己都年轻了好几岁。周天我去做了个血常规检查，辟谷期间的血红蛋白值居然是上升的。当我告诉医院的医生，我刚辟谷结束，七天未进食时，他们震惊的目光送出我好远。下面是辟谷前后我的体检报告血常规这一项的值，辟谷前为81g/L，辟谷后升到了91g/L，气足血才不亏，这也是我辟谷最大的收获。传统的道家中医养生理念流传了几千年，它也是中华传统文化的集中体现。我想通过我们的尝试，从中医文化中最核心的天人相应思想和阴阳五行理论来诠释它的真实性，支持它、发扬它，让它为我们的子孙后辈们带来福泽。

（李慧　山东）

四、中年身体不适与我的辟谷体验

（一）保温杯里泡枸杞

在办公室里，我熟练地打开保温杯，丢进一包刚从京东买的免水洗红枸杞（还挺贵的），美滋滋地冲上一杯热水，细细地品着。

旁边的小伙子乐上了："咋地潘哥？又补上了？"我一听也乐了："不能和你们年轻人比。人到中年不得已，保温杯里泡枸杞啊！"这种生活状态我已经保持了好几年了。

这辈子我真是跪了，35岁了，除了赚了一身病，啥都没赚到。年轻的时候，一瓶红牛就能让自己满血复活。现在，估计打上10支兴奋剂也兴奋不起来。悲催的是身体随之变得特别赢弱，那个"他好，我也好"的广告语随时提醒我，是不是也应该买来试试了。

免疫细胞比2019年的国庆阅兵还整齐，走着正步就撤了（真搞不懂撤退还这么有秩序）。感冒流鼻涕都是小事，什么脂肪肝、病毒疣、痔疮跟着就占领了身体至高地。

尤其是过敏性鼻炎，十几年来每年春秋两季定时定点地来敲响我的神经，从来不缺席也从来不迟到（可以当劳模了）。鼻子、眼睛、耳朵、嗓子连锁反应，鼻涕全天不停流，不分场合不分时间就喷涌而出，搞得我特别尴尬。眼睛和耳朵一起痒，喷嚏连续打个不停，嗓子还痛得要命。不仅如此，持续时间特别长，能有40天。

整个世界对我来说都是浑浑噩噩的。我那时候想，这样的日子什么时候才能到头，想死的心都有了。去过西医院，看过中医，用过偏方，喷剂、内服药、艾灸全部用过，最后得出一个结论——无药可医。思来想去也只有无奈苦笑一声，我上辈子是炸地球了还是怎么地，得做了多少坏事，这辈子非要让我脚底生疮头上流脓（脚上长了病毒疣、脑袋上鼻涕不断流）。

这个就是我前半生的生活状态，估计我下半辈子也就习惯了，就和打麻将似的，能不能胡全靠别人点炮了。

（二）榜样的力量

好在天无绝人之路，否极总归泰来。我就说嘛，我再坏也不可能通敌卖国去吧。老天爷给我关了一扇门，总不能锁上100 把锁吧。

公元 2018 年，多么不平凡的一年，多少名人都排队去那边报道了，还好我只是一个人名。我的人生出现了重大改变，也是我人生观的一次彻底升级。

2018 年上半年，过敏性鼻炎又和大姨妈似的准时来看我了，我精神特别萎靡，我下了大决心，决定要去健身。为了家人的幸福，为了公司的发展，我要好好保重我的身体。不出意外，一段时间后我渐渐地、渐渐地就不去了，太累了，实在坚持不下去了，又被自己打败了。

有天上班，领导看我脸色比较差，问我："你咋的了？精神怎么这么差？"我就把身体情况简单给领导做了 1 个小时的汇报。他掐指一算，说我这是病得治。我当时立马晕倒！

领导一脸严肃给我说："小潘同学，想不想身体好？""这还用问，必须的！"我也满怀期望地看着他，希望领导给我一个终极处理方案。哈哈！领导就是领导，说出的话就是有水平："告诉你，要想身体好，就得七天不吃饭。"

此时我心里，跑过 1 万个念头，我想我到底哪里得罪他了？欠钱了吗？欠多少？我工作中哪里出纰漏了？哪句话说错了？灭口的方式有很多，这么做是不是不太符合人道主义呢？

领导给我解释了，所谓的七天不吃饭是辟谷，当时据他说，辟谷治好了他的眼底病变和双肾结石。你说我信吗？哈哈……你说我可能信吗？巧合，纯粹的巧合！偶然，绝对的偶然！只有傻子才会七天不吃饭，去相信什么所谓的辟谷。我肯定不会去，我要是去我就是那个大傻子。后来吧我就成了那个大傻子。我不仅去了，还去了两次。

2018 年 8 月，我照常为了公司的未来努力奋斗着，领导告诉我他十分佩服的辟谷大师李保有教授来济南了，还要办个辟谷班，据说我们公司老大也参加。我当时特佩服我们领导，这个忽悠水平太高了——公司大佬们都被忽悠去了，真乃神人也！我当时就抱着看人试药的心态，看看我们公司这几个大佬能不能涅槃重生，要是不妙我就要做好另投明主的准备（是不是太坏了）。

你别说，领导不在的日子就是爽，不仅爽而且过得特别快。没人盯着下班特别准时，天天老婆孩子热炕头，一周后大佬们竟然回来了！

当我第一眼看到我们公司老大的时候，惊得下巴都掉到地上了，整整一个 mini 版本。原来苹果 8plus，现在就是苹果 6 了。从 100kg 估计瘦了 10kg 多，整个人都苗条了许多。我都搞不明白这是受了多大的虐待？现在估计回家嫂子都不一定让他进门。嗯，合理！我也就是没有图片，有的话我都放一个他的前后对比照给大家乐一下。太有意思了！老大说他之前太胖，打呼噜有呼吸暂停，辟谷后这个彻底治愈了，鼻炎也基本痊愈了。我其实当时特别怕自己能饿死，这会看看我 80kg 多的体重貌似不是问题。

后面咱也不纠结了，当大傻子就当大傻子吧，跟着领导的方向还是伟大光明正确的，我就抓紧尝试一下试试水吧。

（三）我的辟谷经历

2019 年年初，我第一次参加李保有教授的辟谷班，不仅如此，我还拉上我家老爷子、老太太，还有我媳妇，基本是倾巢出动了，属于抱团辟谷，万一有啥不测还有个照应。与我同去的还有公司同事以及他们的父母七八个人吧。李教授简单给我们介绍了辟谷，提出了基本要求：勤练功、持心静、多饮水、行脚力、不存疑。我同事的父亲当时听着听着就睡着了，我乐得不行了。看来李教授就是厉害，讲课都能让人进入放松状态，这也太松了，呼噜声都出来了。

说到底辟谷也没啥太难，除了不吃饭，功法练习也比较简单，主要就是练习辟谷养生自发动功。站在那里听着辟谷音乐最大化地放松，一天三次，一次大约半个小时。我第一次听着辟谷音乐就想笑，李教授音乐里面的长音："头部放松……"这个松字能拖 10 秒钟，有种哈雷彗星的长尾效果。

后来才知道李教授的声音有能量。这个太难，不给大家做具体解释了。你可以想象成共振就好。练功过程跟着音乐想象自己变大，变空，变轻，变小，怎么健康、怎么舒服怎么想。身体自然会根据不同的病灶产生不同反应，我就是眼泪不停地流，不停地打哈欠。看过瘾君子吗？就是吸毒的那个模样似的。半个小时后练完功感觉身体还挺舒服，还真和吸毒有点像。

第一天不吃饭，感觉还没有咋地，也没有觉得多么饿。毕竟身体积攒的老库存还是很丰富。最要命的大冬天的那个冷啊，辟谷期间李教授还要求不能喝热水，只能喝凉的矿泉水。白开水是死水，长这么大第一次听到这个说法，水能烧死。我基本上全靠喝水消磨时光了，没事就喝水，饿了喝，渴了喝，一言不合就喝。第一天我喝了大约 8 瓶水，当然厕所肯定没少跑，同事还调侃我肾不行啊！怎么还尿频了呢。

　　要说第一天让我记忆犹新的是冷，再一个就是困，晚上练完功回到家，啥事也不想干了，倒头就睡，除了因为喝水多了，中间起来上了一次厕所，估计我能长眠不觉醒，饿得连梦都不做了。早上闹铃就无奈了，费了好大劲才把我叫起来！要不是早上还要练功我都一天不想起，起床后感觉还蛮好的，完全没有饥饿感。每天早上的这个状态一直持续到辟谷结束。

　　第二天，感觉完全能应付，没啥大的饥饿感，体重不错，有点变化，大概瘦了 1.5kg，最让我感觉不可思议的是，我的过敏性鼻炎慢慢开始通气。我的鼻子很有个性，睡觉的时候右边侧身右边一侧鼻子不通，左边侧身左边一侧鼻子不通。整整 10 多年处于缺氧状态，整体进气量比别人少了一半，搞得我大脑记忆力都不好了。现在你认为我在写回忆录，有可能我在写童话呢。（开个玩笑，缓和一下尴尬的气氛）

　　晚上回去一如既往地睡眠很好，平时我睡觉会有盗汗的症状竟然消失了，之前看过中医大夫说我这是脾胃虚弱导致的盗汗，吃了调理脾胃的几付中药，效果也不怎么明显。当时还不知道为啥辟谷期间症状会改善，后来终于明白了，说到底就是吃饱了撑得。你别笑，我后来琢磨一下这是有道理的。晚上吃得太多，脾胃就得不到休息，不停地蠕动分泌。实在消化不了就转成了湿气往外排。就像一个人让他不停地工作，不眠不休，用不了几天就会垮掉。

　　通过辟谷，人们可以让从来没有享受过休息待遇的胃肠系统得到休息。在整个休息过程中，胃肠系统自身会进行修理、调整、维护、修复、再生等一系列的胃肠功能强化处理，使得整个胃肠系统，马力强劲、功能持久，盗汗的毛病自然就好了。我想我还是很聪明，这么复杂的道理都让我想明白了。

第三天太惨了，公司有事情我还出差去了烟台，大家都知道烟台可是雪窝子，一到烟台迎接我的就是漫天飞雪。最让我难受的是烟台的美食，三文鱼、螃蟹、大虾等，这次就和我无缘了。

除了外界的诱惑，身体真难受，腿跟灌了铅似的，迈不开步子，实在是饿得不行。要不是靠毅力坚持，我就跑到饭馆里大快朵颐了，甚至垃圾桶我都想翻翻了，我都三天不吃饭了，狗见到我都要躲着走。

这一天我真的是硬撑下来的，掰着手指头数着日子："嗯，还有两天结束，不对还有 3 天结束，不对不对还有几天来？怎么数不过来了……"就是这样整个人都在蒙圈状态。早早地躺在宾馆的床上睡觉去了，这样是避免欲望最好的办法。

一夜无话。希望这种日子能尽快结束，我也早点解脱。我真有点后悔的感觉，无奈已经上了"贼船"，忍忍吧。

第四天，我本来估计又要熬着过了，实在不行我抓紧写封遗书，告诉媳妇私房钱藏哪里了，免得变成一桩悬案！不过，第四天是我认为最神奇的一天，早上起床我就花了半个小时练习了自发动功。整天没有任何的饥饿感。馋是馋点，但是感觉浑身充满了力量，有想出去活动的冲动，整个人特别精神，特别轻盈。就如李教授说的神仙般的感觉。鼻子呼吸顺畅，眼耳鼻舌五官都非常灵敏。

就这样给你说吧，方圆十里的肉火烧，我都能分得出是猪肉的还是牛肉的，就这么厉害！！！我也想低调，可是实力不允许啊！到第四天我瘦了有 4kg 左右，功法还是保持每天练习，这个是基础不能丢。

第五天到第七天，没什么可以说的，都是保持在了第四天的神仙状态，身体特别舒适。体重从 80kg 降到 72.5kg，瘦了 7.5kg!

（四）辟谷还要辟心

通过这次辟谷颠覆了我以往的好多认知。真是听君辟次谷，白读十年书。神奇的辟谷让我身体和心理发生重大改观。大道至简，说到底病从口入，少吃更健康。这个古人几千年总结出来的养生道理，道理天天喊，但是鲜有人能够做得到。

吃出来的毛病，要用吃药的方式去解决；补出来的毛病，要用补品的方式去处理。我们总怕自己身体少了什么，但是不回去思考是不是多了什么。

其实这里面更多的是人性贪的原因。所以如李教授所说，好多病起因就是心态的原因。辟谷短时间的饥饿感，真的让我会忘掉很多其他方面的欲念，那个时候对我来说，一个普通的苹果，也是一件美好的事物，什么房子、车子、票子都比不上一个苹果来得真实有效。

有几个辟谷的小贴士跟大家分享一下

1. 辟谷不是不吃饭就能健康，必须有精通辟谷的专业老师指导才能有效果，每次辟谷都有规定的时间，我学习的辟谷法，需要认真的练动功和静功。

2. 一瞬间会有一定的饥饿感，但是更多的是馋！前三天是一个适应过程，可能身体会有不适，就像李教授说的，跑长跑进入一个体能极限，只要突破这个极限，就会展现出极大的舒适度。每个人反应周期不一样，一般是三到四天。

3. 可能会有一些排病反应，会感到身体不适，比如头晕、口干、身体的某些部位疼痛等，这些都是身体在辟谷期间的正常调节反应，辟谷后就自然恢复。

4. 体重在辟谷的几天里，降得很多，一般有 5kg 多，复谷期间要是保持的好，也会继续减重，完全恢复饮食后能保留多少胜利成果，关键看你的生活饮食习惯。

有句话是我经常说的——大道至简，关键问题是我们能不能相信并为之坚持下去。

（五）辟谷对我人生认知的启发

人生的路自然是苦难多于欢乐，成功不会是一帆风顺的，一路上势必要披荆斩棘，克服重重险阻，淌过急流险滩，最终方能踏上人生高峰。

繁华乱世让我们眼色迷离，物欲追求让我们忘乎所以，什么才是我们追求的本源，其实都在我们眼前，只是我们却忽视他的存在。

当你人生辉煌，放纵任性的时候，当你处处碰壁，无助茫然的时候，来辟一次谷吧，多些清静，去些杂念，让我们微笑面对，享受人生，总会再起，得之坦然失之淡然。

辟谷让我们体会空腹饥饿的感觉，我相信能够经受住美食诱惑的人，自然也能承受得住生活的苦，理应享受得了苦尽甘来之后的甘甜。辟谷即是人生。

（潘伟　山东）

五、辟谷改变了我的身体——辟谷二十年之感悟

（一）大学的两本病例

1994 年，江城武汉，我开始了四年的大学生活。

我现在依然认为，武汉的气候不适合我。夏季湿热难耐，汗都排不出来；冬季湿冷透骨，盖几床被子都感觉冷。虽然如此，毕业离开武汉时，我还是在火车上哭得稀里哗啦。

春夏之交、夏秋之交，武汉的气温变化波动很大，经常一天之内温度陡升或者陡降。刘同学给我分析，武汉处于中国中部，属于冷暖空气反复博弈、不断拉锯的区域。每次冷暖空气博弈和拉锯，我就会准时到校医院报到。

虽然那一年是"双轨制"的第一年，上大学开始交学费了，毕业也不包分配了，但是有一点好处：校立医院看病依然是免费的。每个学生有一个红色的病历本，只要是在校医院看病，都是不收费的。

大三有一天，我的病历本已经写满了，当我找到医生要求新发一本病例，我依然清晰地记得，医生那惊讶的表情。我能理解他，因为我的同学们几乎四年才用了几页病例纸。

（二）三种痛法与我的初次辟谷体验

我算久病成医了，从小就小毛病不断，所以对传统的中医和道家方法很感兴趣。

原来以为这辈子修修补补也能过去，谁知老天爷都已经安排好了。

1996 年的一天，我正在操场跑步，突然一种无名之痛从腰部传来，迅速遍及全身。我几乎站不住了，强打精神拖着身体到了校医院。经过初步诊断，是双肾结石。

我躺在病床上，同学们纷纷过来看我，说了很多安慰的话。我不想听，我特别疲惫，不想见任何人。我闭上眼睛，头侧到一旁，把同学们请出病房。当时翔哥最后一个离开，批评我对同学们不礼貌。

输液一周，我出院了，医生让我保守治疗，多喝水，多运动，争取让结石自己排出来。但是我不敢，因为结石动的时候太痛了。百度上关于肾结石有三种痛法，我都体会过：钝痛、隐痛和绞痛。肾结石的痛苦之处在于，你不知道什么时候会痛，而且一痛起来你也不知道什么时候停止，这种心理的恐慌时刻悬在头上。寒假回到老家，我没有告诉父母。但是不争气的是，在春节前几天结石动了，我的痛苦没有瞒过他们。父亲马上带我到药店，买了最贵的德国进口排结石的中药，尽管我知道那没什么用。正月初七，我直接买了到镇江的火车票，参加李老师的辟谷班。之前我看了好几期关于李老师的报道，这些报道没有神乎其神的吹捧，没有云里雾里的花样，只有一个又一个鲜活的案例。到了镇江，参加七天的辟谷班，回到武汉，肾结石还在，但是不怎么疼了。

（三）泰坦尼克号与我的飞蚊症

1998 年 3 月，阴沉沉的一天，早上醒来，右眼前有一个黑蝴蝶在随着眼球的转动飞来飞去。

那时候街机已经不流行了，《红警》是同学们课后讨论的话题，《帝国时代》是我能 PLAY 的最简单的游戏。黑蝴蝶就是《帝国时代》送给我的礼物。

黑蝴蝶挡住了我所有的视线。当我的双眼要聚焦看路牌的时候，黑蝴蝶就马上飞过来，挡在路牌前面；要看书的时候，黑蝴蝶就飞过来挡在字的前面……

有个数据统计，人类信息量的 80% 来源于视觉。当你视力完好的时候，你根本感觉不到。当你失去它时，你才发现，你的眼睛是多么重要。

4 月，全球轰动的《泰坦尼克号》上映，上映的那天晚上，学校的小操场人山人海，同学们坐着小板凳，期待一睹为快。我应该是全班唯一一个没去看《泰坦尼克号》的人。

我独自一人在小操场外面走着，听着里面一阵又一阵的惊叹声，此起彼伏。

我没有跟同学们讲起我的病情，他们不会明白，也理解不了我绝望的心情。

马上就要毕业了，我打算找个地方藏起来，让别人找不到我。

（四）再次辟谷

1998 年 6 月，宿舍传达室的肖大爷："你的长途电话！"

李老师镇江辟谷养生中心，给老学员有个免费辟谷的名额，我被选上了。幸运之神开始降临在我头上。

我没有别的选择，这是我唯一的希望，唯一的救命稻草。

到了镇江长岗辟谷养生中心，我心无杂念地开始了辟谷练功，心里只有一个念头："一定要把身体治好！"中间休息的时候，我自己跑到练功房继续练功；碰到李老师，鼓足勇气让李老师帮我调理。看到李老师有时间，抓住机会让他帮我调理。

神奇的事情出现了。辟谷练功第三天，肾结石全部排出，像棉絮状或者白云朵状；第五天，黑蝴蝶完全消失，视力也提高了。第七天，感觉百脉皆通，身轻如燕，看到院子里奔跑的狗都想追过去一比高下。

受益最大的是自发动功，身心彻底放松后，气感极其明显。特别是双手，自动去按压、敲打堵塞的穴位，而且取穴特别精准。一穴一穴地通，一经一经地通，循经敲打，通的时候痛彻心骨，通了之后神清气爽。

这时才明白李老师说的："人体自有大药。人的身体是最聪明的，人体有自愈力，不需依靠外力。"

（五）我的鼻炎

高中时候一次感冒得上鼻炎，就一直没有好过，已经 20 多年了。

20 多年来，大部分时间我都是一个鼻孔呼吸，有时候是左鼻孔能呼吸，有时候是右鼻孔能呼吸。最极端的时候，两个鼻孔全部不通气，一晚上我用口呼吸，第二天早上口腔极度得干燥和难受。这时候才理解《生物》书上讲的："鼻腔对空气有温暖和湿润作用"。

这样算来，我每天吸进的氧气，就比别人少 50%。这是一个很可怕的数字。

鼻炎是常见病，时好时坏，也没当成很大的事情。直到 2017 年夏天，右鼻孔彻底堵住，不能呼吸了，而且右侧颧骨旁隐隐作痛。我跑到三甲医院诊治，医生看完我的 CT 之后，转身就开了住院单："立刻手术治疗！"小小的鼻炎还要手术？我又跑到另外一家三甲医院，医生看完 CT 之后，同样的结论："立刻手术治疗！"

病床需要排号，在等病床期间我研究了 CT，鼻子左边和右边的图像确实不一样，一侧是黑色，一侧是白色。医生说我的鼻炎时间太长，鼻窦、额窦、蝶窦都充满了积液，时间长了会腐蚀骨头，严重的话会穿透颅骨，细菌会进入大脑……想想都特别恐怖！

生病有个好处，会让你有学习的动力。得了鼻炎我现在才知道，窦是孔、洞的意思，鼻窦就是鼻子附近的骨骼空洞。

鼻炎手术很简单。用微创方式进入鼻窦等位置，把里面的积液吸出来，然后消毒杀菌就好了。那以后呢？看你自己了，很有可能复发，鼻炎跟抵抗力降低有很大关系。

尽管医生说是小手术，但我依然非常担心。看过的新闻告诉我，鼻子属于危险三角区，鼻炎手术可能引发严重后果，鼻子轻易动不得……在手术与不手术的纠结之中，右鼻侧的隐痛次数不断增加，会不会开始穿透颅骨了，会不会是鼻癌？

又一次陷入恐慌和焦虑！

突然想起来给李老师打个电话，简单说了情况。李老师在电话里告诉我："第一，依照多年的行医经验，这种情况目前是不会穿透颅骨的，而且这种情况也不会是鼻癌，所以不用恐慌；第二，这种情况通过勤奋练功是可以治疗的。"

这么简单?! 我有些不敢相信自己的耳朵，我反复跟李老师确认。李老师说："是的，是的，没有问题。"我在半信半疑中开始了练功，每天 23：00~24：00，一遍自发动功，一遍静功，配合呼吸心法。一周过去了，没什么效果，右鼻侧的隐痛反而更明显了。不会不管用吧，要不还是去动手术吧，否则穿透颅骨就麻烦大了。想归想，还是不敢受那一刀之苦。咬牙继续练习，每天两遍功法，有时候真困得不行了，想想手术刀，还是要继续练。

在相信和怀疑的纠结中，又练习了半个多月，鼻子通气逐渐改善。有一天练功的时候，一吸气竟然有个东西吸到喉咙，赶紧吐到马桶中。紧接着一吸气，又有个东西吸到喉咙，这次赶紧用纸巾接住，一团黑乎乎的东西（如给您带来不适请见谅）。

瞬间两个鼻孔同时通气，彻底地通气！我第一次享受到自由呼吸、畅快呼吸的快感，可惜那时接近午夜，没有人能分享我的喜悦。

（六）辟谷改善母亲的睡眠

从来没有失眠的感觉，虽然谈不上倒头就睡，虽然梦多一些，但是还是能一觉到天亮。怎么会睡不着呢?

真正知道失眠的痛苦，是我母亲那里了解到的。她从老家过来帮我带孩子，因为不习惯城市的生活，有段时间是彻夜无眠，零睡眠，第二天面容十分憔悴，眼睛里布满了红色的血丝。一问之下，原来老母亲在老家的睡眠也不大好。

正好李老师在济南办辟谷养生班，在我的极力劝说下，父亲陪着母亲去参加了辟谷班。虽然去之前是顾虑多多，但是去了之后态度非常认真。李老师说最好不要吃东西，他们就一点不吃；每天走两万步，他们就步行往返。

辟谷的效果非常好，母亲的睡眠辟谷期间每天都有改善，辟谷后每天能有 4~5 个小时的睡眠。父亲的过敏性鼻炎有了明显改善。回到老家，老两口每天坚持练习功法，每天都能体会到身体的改善。练功已经成了他们每天的必修课。

作为儿女，父母身体健康是最大的心愿。一旦父母身体不好，他们自己的生活质量不高，儿女也要跟着操心。中年男人不如狗，大概说的就是这种情况。很庆幸，我的父母在古稀之年能接触到李老师和辟谷，能相信辟谷、体验辟谷，并且能坚持练功养生。

愿天下的父母都能身体健康！

（七）大医精诚

《大医精诚》出自唐朝孙思邈所著《备急千金要方》第一卷，为习医者所必读。《大医精诚》论述了两个问题：第一是精，即要求医者要有精湛的医术，认为医道是"至精至微之事"，习医之人必须"博极医源，精勤不倦"。第二是诚，即要求医者要有高尚的品德修养，以"见彼苦恼，若己有之"感同身受的心，策发"大慈恻隐之心"，进而发愿立誓"普救含灵之苦"，且不得"自逞俊快，邀射名誉""恃己所长，专心经略财物"。李老师就是既精且诚的大医。我认识李老师 20余年，李老师除了研究医术，别无他好。我亲眼见过很多参加李老师辟谷养生班治愈的事例，肠胃系统的疾病、胆结石、肾结石、鼻炎、失眠、囊肿、肌瘤、便秘、高血压、高血脂、糖尿病、过敏、不孕不育等，都能达到很好的效果。

李老师虽然医术高超，但是丝毫没有架子，对于学员的疑问，有问必答。经常一个辟谷班上，同样的问题要回答好多次。每次辟谷班结束，学员们都成了李老师的忠实粉丝。

（八）辟谷二十年之体悟

二十年间，我辟谷了五次，见过许多辟谷成功和不成功的案例。

辟谷可以治百病，但是不能治百人。同样的人，在不同的心态下，辟谷练功的效果也不一样。

现在的社会发展太快，人经常处于各种焦虑之中。情绪的变化会影响身体，比如一句话会吓出一身冷汗，一封信会让心脏怦怦跳，这都是情绪对身体的影响。负面的情绪太多，会让我们的五脏六腑积攒太多的毒素，正常的功能发挥不出来，形成了亚健康及各种病证。

辟谷就是让我们在繁杂的工作和生活中，进行一次身体和心灵的彻底放松。通过放松，激发我们身体的本能，把身体的浊气、浊水、浊便通通排出去。

大道至简。辟谷的原理很简单，方法也很简单，但是效果却不简单。初练辟谷功法的学员，经常心存疑问："这么简单的功，能管用吗？"李老师本可假传万卷书，但他宁愿真传一句话。

身心放松，不执一物。虽然说起来简单，但是做起来却很难。这就是为什么第一次辟谷不能在家自己辟谷，一定要参加辟谷班的原因。

辟谷要看心态。越是位高权重、聪明绝顶之人，越执着于自己以往的经验，而不能进入练功状态；越是空杯心态、身患绝症求医无门之人，反而越容易达到惊人的效果。

　　辟谷要看缘分。已经辟谷者，受益颇多，每每惊叹；不信辟谷者，即使至亲，也是枉然。所以李老师常说，医不叩门，道不轻传，不相信的人不要勉强。

　　希望李老师道韵辟谷能结缘更多有缘之人，共同造福天下众生。

（贺业涛　山东）

参 考 文 献

［1］郭建红，俞海虹，燕晓雯．中医辟谷养生技术［M］.北京：中国中医药出版社，2020.

［2］廖结英，王天芳，韩鹏鹏．基于道家养生思想的辟谷对人体健康状态影响的初步观察分析［J］.中华中医药杂志，2021，36（6）：3660-3664.

［3］郭建红，王俊磊，燕晓雯，等．辟谷技术中医文献考［J］.中华中医药杂志，2021，36（5）：3015-3019.

［4］郭建红，廖建湘，罗润琦，等．中医服气辟谷技术对血压干预效果观察［J］.中华中医药杂志，2020，35（9）：4732-4734.

［5］刘晓瑞，黄彬洋，赵钰，等．探讨基于热量限制的辟谷养生技术在健康人群中的应用［J］.科技资讯，2020，18（21）：213-214，217.

［6］赵彬．三国时期辟谷者郤俭考析［J］.成都大学学报，2010（6）：98-100.

［7］孙文，桑小普，宿滨，等．辟谷的概念与内涵解析［J］.中医杂志，2017，58（21）：1811-1814.

［8］刘峰，赵勇，李巧林，等．辟谷本义［J］.中华中医药杂志，2018，33（2）：641-644.

［9］李德杏．道教医学辟谷养生术浅析［J］.中华中医药

杂志，2012，27（5）：1230-1232.

［10］燕晓雯，郭建红，殷振海．中医传统辟谷养生技术对血脂影响初步观察［J］.中医临床研究，2017，9（26）：79-81.

［11］燕晓雯，郭建红，俞海虹，等.6名辟谷受试者体重、血压、血糖观察及辟谷养生技术分析［J］.中华中医药杂志，2016，31（2）：627-629.

［12］刘晓瑞，黄彬洋，李凯，等．服饵辟谷养生术防治2型糖尿病的理论初探［J］.时珍国医国药，2016，27（4）：907-908.

［13］胡孚琛．辟谷是对身体的净化［J］.中医健康养生，2015（4）：12-14.

［14］燕晓雯，俞海虹，殷振海，等．辟谷对8例血压正常高值受试者干预效果观察［J］.中国民间疗法，2016，24（10）：27-28.

［15］柴玉．弘一法师二十一天辟谷日记［J］.中医健康养生，2015（4）：20-21.

［16］丁瑞明．李保有和中国神奇信息功［J］.现代养生.1996，12（11）：9-12.

［17］赵锡春．中国神奇信息功北戴河面授班侧记［J］.现代养生.1998，14（8）：22-24.

［18］黄鸿春．先秦文献中的"氣"字考［J］.史学史研究，2011（4）：95-98.

［19］耿纪朋，郑小红．"炁"字考略［J］.鄂州大学学报，2015，22（6）：53-54.

［20］全新民．"张良谢病辟谷"解［J］.社会科学辑刊，1985（2）：25.

［21］马良军，魏玉龙．从宇宙的向心力和离心力探生命个体动力学说［J］．中医学报，2014，29（9）：1296-1298．

［22］刘天君．从人体结构、功能、能量的关系看中医科学性［N］．中国中医药报，2017-06-09（003）．

［23］刘天君．开辟人体"能量系统"研究领域［N］．中国中医药报，2017-12-07（003）．

［24］吴昊天，魏聪，常成成，等．评述近20年传统医学"气本质"的理论研究进展［J］．中国中医基础医学杂志，2016，22（2）：281-283，286．

［25］刘艳丽，王秀秀，韩金祥．中医"气"学说研究60年［J］．辽宁中医杂志，2014，41（11）：2299-2303．

［26］刘天君，章文春．中医气功学（新世纪第四版）［M］．北京：中国中医药出版社，2016．

［27］洪斌，王世其，陇文菊．辟谷10天的实证体验及思考［J］．中国保健营养，2012，13（10）：4187-4188．

［28］刘瑶瑶，邓环．从马王堆汉墓典籍看中医药的发展历史［J］．陕西中医药大学学报，2018，41（6）：109-112，127．

［29］邓婧溪，何清湖，刘朝圣．马王堆医学传播方式的思考［J］．中医药导报，2016，22（6）：10-11，14．

［30］梁润英．《千金翼方》辟谷养生方药探析［J］．中医文献杂志，2008，26（4）：17-18．

［31］陈古一，邓杨春．辟谷理论的形成及其在养生中的现实意义［J］．湖南中医药大学学报，2019（9）：1104-1107．

［32］柯斌，秦鉴，孟君，等．禁食疗法及其研究进展［J］．深圳中西医结合杂志．2009，19（1）：55-57．

［33］柯斌，吴正治，秦鉴．禁食疗法初步应用的不良反

应分析［J］.中国民间疗法.2009，17（3）：46-47.

［34］柯斌，秦鉴，孟君，等.禁食疗法的安全性初步分析［J］.深圳中西医结合杂志.2009，19（1）：41-42.

［35］谷村恭子，郭永梅，刘嘉嘉.肥胖的半饥饿疗法［J］.日本医学介绍.2004，25（3）：118.

［36］Escobar KA，Cole NH，Mermier CM，et al. Autophagy and aging：Maintaining the proteome through exercise and caloric restriction［J］. Aging Cell，2019，18（1）：e12876.

［37］Ntsapi C，Loos B. Caloric restriction and the precision-control of autophagy：A strategy for delaying neurodegenerative disease progression［J］. Exp Gerontol，2016，83：97-111.

［38］李辉，秦鉴.治疗肥胖及其代谢并发症的新方法—无饥饿禁食疗法［J］.中西医结合肝病杂志，2018，28（6）：321-324.

［39］Escobar KA，Cole NH，Mermier CM，et al. Autophagy and aging：Maintaining the proteome through exercise and caloric restriction［J］. Aging Cell，2019，18（1）：e12876.

［40］王慧俐.饮食限制诱导细胞自噬及其对老龄大鼠寿命的影响［D］.太原：山西医科大学，2010.

［41］杨玉彬，韦炳华，李琼，等.禁食疗法调节月经周期的病例报道及其机理探讨［J］.今日药学，2013，23（11）：751-752.

［42］Redman LM，Ravussin E. Caloric restriction in humans：impact on physiological，psychological，and behavioral outcomes［J］. Antioxid Redox Signal. 2011，14（2）：275-287.

［43］张汀滢，李辉，张丽，等.现代服药辟谷改善心血管疾病危险因素的回顾性临床观察［J］.中华中医药杂志，

2020，35（3）：1613-1616.

［44］薛中华．道教辟谷文化研究［D］．重庆：西南大学，2020.

［45］李晨悦．服气辟谷的养生作用及其对代谢性疾病疗效的研究［D］．广州：广州中医药大学，2020.

［46］杨坡，李艳红，韩扬卓，等．禁食疗法减轻2型糖尿病作用机制的研究进展［J］．中国病理生理杂志，2021，37（6）：1146-1152.

［47］王顺，吴钢，王志华．间歇性禁食与心血管疾病的研究进展［J］．中国心血管杂志，2021，26（3）：310-312.

［48］胡立娟，王丰．禁食疗法在肿瘤预防和治疗中的研究进展［J］．医学综述，2021，27（11）：2135-2139.

［49］马芳芳，廖艳，林殷，等．辟谷非平人养生法考辨［J］．北京中医药大学学报，2018，41（2）：97-101.

［50］徐智敏，刘华东，张树宏，等．服饵辟谷法对社区2型糖尿病的干预研究［J］．中国民间疗法，2021，29（13）：78-81.

［51］郭南京．浅谈血热型月经后期理论基础［J］．中国中医基础医学杂志，2014，20（2）：168-169.

［52］邹雪芳，夏林炜，赵吉超，等．基于形气神三位一体生命观的辟谷研究［J］．中华中医药杂志，2018，33（12）：5648-5650.

［53］任建坤，章文春，费伦，等．基于太赫兹技术对中医气理论外气实质研究［J］．中华中医药杂志，2017，32（9）：4133-4135.

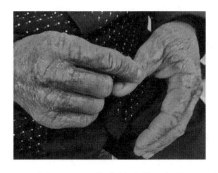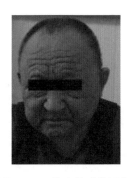

彩图 10-1　集中练功前手部图　　彩图 10-2　集中练功前面部图

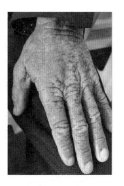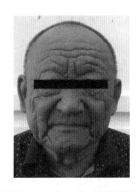

彩图 10-3　集中练功后手部图　　彩图 10-4 集中练功后面部图

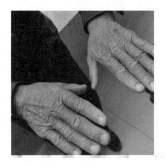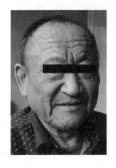

彩图 10-5　半年后手部图　　彩图 10-6　半年后面部图

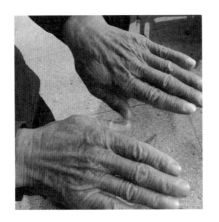 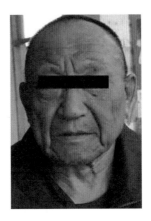

彩图 10-7　1 年后手部图　　　　彩图 10-8　1 年后面部图

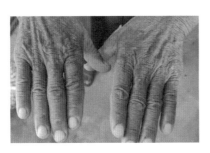 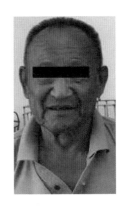

彩图 10-9　两年后手部图　　　　彩图 10-10　两年后面部图

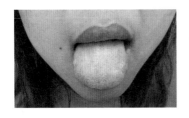 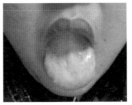

A：辟谷第5天舌象图　　　　B：辟谷后19天舌象图

彩图 10-11　辟谷前后舌苔变化